Dana Keller

Isolation und Expansion humaner Tregs

Dana Keller

Isolation und Expansion humaner Tregs

Isolation und Expansion humaner CD4+CD25high regulatorischer T Zellen und ihre immunregulatorischen Effekte auf die Alloreaktivität

Südwestdeutscher Verlag für Hochschulschriften

Imprint
Any brand names and product names mentioned in this book are subject to trademark, brand or patent protection and are trademarks or registered trademarks of their respective holders. The use of brand names, product names, common names, trade names, product descriptions etc. even without a particular marking in this work is in no way to be construed to mean that such names may be regarded as unrestricted in respect of trademark and brand protection legislation and could thus be used by anyone.

Publisher:
Südwestdeutscher Verlag für Hochschulschriften
is a trademark of
Dodo Books Indian Ocean Ltd., member of the OmniScriptum S.R.L Publishing group
str. A.Russo 15, of. 61, Chisinau-2068, Republic of Moldova Europe
Printed at: see last page
ISBN: 978-3-8381-2513-8

Zugl. / Approved by: Berlin, HU, Diss.,2010

Copyright © Dana Keller
Copyright © 2011 Dodo Books Indian Ocean Ltd., member of the OmniScriptum S.R.L Publishing group

Abkürzungsverzeichnis

Act D	Actinomycin D
AEC	3-Amino-9-ethylcarbazole
allo FZ	allogene Feederzelle
APC	Allophycocyanin
auto FZ	autologe Feederzelle
AZA	Azathiopren
BSA	Bovine serum albumine (Rinder-Serum-Albumin)
bzw.	beziehungsweise
ca.	zirka
CBA	Cytometric Bead Array
CCR	Chemokinrezeptor
CFSE	Carboxy-Fluorescein-Diacetat-Succinimidylester
CMV	Cytomegalievirus
CNI	Calcineurin Inhibitor
CTLA-4	Cytotoxic T Lymphocyte Activation 4
DC	Dentritic Cell
d.h.	das heißt
DMF	Dimethylformamid
EB	ExpansionBeads
ELISPOT	Enzyme Linked Immuno Spot
FACS	Fluorescent Activated Cell Sorting
FC/FZ	Feederzellen
FCS	Fetal Calf Serum (fötales Kälberserum)
FITC	Fluorescein Isothiocyanat
FKBP12	Immunophilin FK506-Binding Protein
Foxp3	Forkhead box protein 3
GITR	Glucocorticoid Induced Tumor Necrosis Factor Receptor
GVHD	Graft versus host disease
HLA-DR	Human Leukocyte Antigen DR
HSCT	Haematopoietic stem cell transplantation

Abkürzungsverzeichnis

IDO	Indolamin2,3-dioxygenase
IFNg	Interferon gamma
IL	Interleukin
IL2-R Ab	Interleukin2-Receptor-Blocking Antibody
IPEX	Immundysregulation, Polyendocrinopathy und Enteropathy, X-linked Syndrom
JAK	Janus Kinase
MACS	Magnetic Cell Sorting
MHC	Major Histocompatibility Complex (Haupthistokompatibilitätskomplex)
MLR	Mixed Lymphocyte Reaction
MMF	Mycophenolate Mofetil
mTOR	Mammalian Target of Rapamycin
MW	Mittelwert
PBMC	Periphere Blood Mononuclear Cells
PBS	Phosphate Buffered Saline
PCR	Polymerase Chain Reaction
PE	Phycoerythrin
PerCP	Peridinin-Chlorophyll-protein Complex
Rapa	Rapamycin
RPMI	Roswell Park Memorial Institute
RT	Raumtemperatur
RTQ-PCR	Real-Time-Quantitative PCR
SEB	Staphylococcus Enterotoxin B
STAT	Signal Transducers and Activators of Transcription
TCR	T Cell Receptor
T_{eff}	T Effektorzellen
TGFß	Transforming Growth Factor ß
Th1	T Helferzelle Typ 1
Th2	T Helferzelle Typ2
Th3	T Helferzelle Typ 3
TNF	Tumornekrosefaktor
Tr1	regulatorische T Zellen Typ 1
Treg	regulatorischen T Zelle
iTreg	induzierte regulatorische T Zelle

Abkürzungsverzeichnis

nTreg	natürliche regulatorische T Zelle
TSDR	Treg-specific-demethylated region

Inhaltsverzeichnis

1 **EINLEITUNG** 9
   1.1 T-LYMPHOZYTEN 9
   1.2 IMMUNOLOGISCHE TOLERANZ 11
   1.3 $CD4^+$ REGULATORISCHE T ZELLEN 11
      1.3.1 Herkunft der natürlichen $CD4^+CD25^+$ regulatorischen T Zellen (nTreg) 13
      1.3.2 Homöostase und Erhaltung der Treg-Population in der Peripherie 15
   1.4 SUPPRESSIONSMECHANISMEN DER $CD4^+CD25^+$ TREG'S 15
   1.5 TRANSKRIPTIONSFAKTOR FOXP3 17
   1.6 ALLOREAKTIVITÄT UND TRANSPLANTATIONEN / TRANSPLANTATABSTOSSUNG 21
   1.7 INDUKTION DER TRANSPLANTATIONSTOLERANZ DURCH $CD4^+CD25^+$ TREG'S 22
   1.8 IMMUNSUPPRESSIVA UND IHRE EFFEKTE AUF $CD4^+CD25^+$ TREG'S 24

2 **ZIELSETZUNG DER ARBEIT** 27

3 **MATERIALIEN UND METHODEN** 29
   3.1 MATERIAL 29
      3.1.1 Geräte 29
      3.1.2 Verbrauchsmaterial 30
      3.1.3 Kits und Fertigreagenzien 31
      3.1.4 Lösungen und Chemikalien 31
      3.1.5 Medien und Puffer 32
      3.1.6 Antikörper 34
      3.1.7 Software 34
      3.1.8 Probanden 35
   3.2 METHODEN 36
      3.2.1 Fließschema 36
      3.2.2 PBMC Isolierung (Isolation der Responderzellen) 37
      3.2.3 Abreicherung der $CD4^+CD25^{high}$ T Zellen 38
      3.2.4 Isolierung der $CD4^+CD25^{high}$ regulatorischen T Zellen 38
      3.2.5 Gewinnung autologer Feederzellen 40
      3.2.6 Generierung von Stimulator- bzw. allogenen Feederzellen 40
      3.2.7 In vitro Expansion von regulatorischen T Zellen 41

Inhaltsverzeichnis

- 3.2.7.1 Kultivierung mit Expansion Beads ... 41
- 3.2.7.2 Kultivierung mit autologen Feederzellen ... 42
- 3.2.7.3 Kultivierung mit autologen Feederzellen und Expansion Beads ... 42
- 3.2.7.4 Kultivierung mit allogenen Feederzellen ... 42
- 3.2.7.5 Kultivierung mit allogenen Feederzellen und ExpansionBeads ... 43
- 3.2.7.6 Kultivierung isolierter CD4$^+$CD25^{high} T Zellen mit Rapamycin ... 43
- *3.2.8 FACS Analysen ... 43*
  - 3.2.8.1 Färbung von Oberflächenmarkern ... 43
    - 3.2.8.1.1 Oberflächenfärbung für die FACS-Analyse im Proliferationsassay ... 43
  - 3.2.8.2 Intrazelluläre Foxp3 Färbung ... 44
  - 3.2.8.3 Färbung mit pKH-26-Red ... 45
- *3.2.9 Mixed Lymphocyte Reaction (MLR) ... 45*
- *3.2.10 Funktionsassays ... 46*
  - 3.2.10.1 Proliferationsassay (CFSE-Assay) ... 46
  - 3.2.10.2 Cytokinassay (CBA) ... 47
  - 3.2.10.3 IFNγ - T Zell ELISPOT ... 47
  - 3.2.10.4 IL17 Immunoassay ... 48
- *3.2.11 DNA-Demethylierungsanalyse ... 49*

4 ERGEBNISSE ... 51

4.1 VORVERSUCHE ... 51
- *4.1.1 Etablierung der intrazellulären Foxp3 FACS-Analyse ... 51*
- *4.1.2 Etablierung der Funktionsteste ... 53*
  - 4.1.2.1 Proliferationsassay ... 54
  - 4.1.2.2 Cytokinassay ... 55
  - 4.1.2.3 IFNγ T Zell ELISPOT ... 57
- *4.1.3 Effekte der Treg-Abreicherung auf die Alloreaktivität ... 58*
  - 4.1.3.1 Proliferationsassay (CFSE) ... 59
  - 4.1.3.2 Cytokinassay (CBA) ... 59
  - 4.1.3.3 IFNγ Elispot ... 60

4.2 ETABLIERUNG UND VERBESSERUNG DER TREG-ISOLATION ... 61

4.3 KULTIVIERUNG UND EXPANSION DER REGULATORISCHEN T ZELLEN ... 64
- *4.3.1 Effekte der expandierten Treg's auf die Alloreaktivität ... 66*
  - 4.3.1.1 Proliferationsassay ... 67
  - 4.3.1.2 Cytokinassay (CBA) ... 68

Inhaltsverzeichnis

- 4.3.1.3 IFNγ-Elispot 70
- 4.3.1.4 Zusammenfassung 71
- 4.4 DNA-METHYLIERUNG VON FOXP3 IN EXPANDIERTEN REGULATORISCHEN T ZELLEN .. 72
- 4.5 EXPANSION VON ISOLIERTEN TREG'S MIT RAPAMYCIN 75
  - *4.5.1 Vorversuche 75*
    - 4.5.1.1 Kultivierung und Expansion 76
    - 4.5.1.2 Analyse der expandierten regulatorischen T Zellen 77
      - 4.5.1.2.1 Intrazelluläres Foxp3 77
      - 4.5.1.2.2 DNA-Methylierung von Foxp3 78
      - 4.5.1.2.3 Effekte der Rapamycinkonzentrationen auf die Treg-Suppressivität 79
  - *4.5.2 Expansion der isolierten regulatorischen T Zellen mit Rapamycin 81*
    - 4.5.2.1 Kultivierung und Expansion 81
    - 4.5.2.2 Analyse der Rapamycin-expandierten regulatorischen T Zellen 82
      - 4.5.2.2.1 Intrazelluläres Foxp3 83
      - 4.5.2.2.2 DNA-Methylierung von Foxp3 84
      - 4.5.2.2.3 Effekte der Rapamycin-expandierten Treg's auf die Alloreaktivität 85

5 DISKUSSION 91

- 5.1 VORVERSUCHE UND VARIANZEN DER FUNKTIONSTESTE 92
- 5.2 ISOLATION DER HUMANEN CD4$^+$CD25$^+$ REGULATORISCHEN T ZELLEN 93
- 5.3 KULTIVIERUNG UND EXPANSION DER ISOLIERTEN REGULATORISCHEN T ZELLEN 95
  - *5.3.1 Analyse der expandierten Treg's 96*
    - 5.3.1.1 Suppression der T Zellproliferation und der IFNγ-Sekretion 96
    - 5.3.1.2 DNA-Methylierung von Foxp3 in expandierten regulatorischen T Zellen 101
- 5.4 EXPANSION DER ISOLIERTEN TREG'S MIT RAPAMYCIN 102
  - *5.4.1 Analyse der Rapamycin-expandierten Treg's 103*

6 ZUSAMMENFASSUNG 105

7 AUSBLICK 109

8 LITERATUR 110

1 Einleitung

1.1 T-Lymphozyten

T-Lymphozyten (T-Zellen) entwickeln sich im Knochenmark aus einer gemeinsamen lymphatischen Vorläuferzelle, aus der sich auch die B-Lymphozyten ableiten. Die Abkömmlinge der Vorläuferzelle aus denen T Zellen werden sollen, verlassen das Knochenmark und wandern zur Reifung in den Thymus.

Die T Zellvorläufer, die nach Verlassen des Knochenmarks in den Thymus gelangen, durchlaufen dort zunächst eine Phase der Differenzierung, bevor sie in eine Phase intensiver Proliferation eintreten. Während dieser Phasen unterscheidet man verschiedene Schritte, die durch Veränderungen im Zustand der T Zell-Rezeptor-Gene sowie durch veränderte Expression des T Zellrezeptors und der Proteine an der Zelloberfläche, wie dem CD3-Komplex und den Corezeptoren CD4 und CD8 gekennzeichnet sind. Bestimmte Kombinationen von Zelloberflächenmolekülen können folglich als Marker verschiedener T Zell-Entwicklungsstadien dienen.

Wenn Vorläuferzellen aus dem Knochenmark in den Thymus gelangen, exprimieren sie zunächst noch keine der für reife T Zellen charakteristischen Oberflächenmoleküle (CD3, CD4 und CD8) sowie keine vollständigen T Zellrezeptormoleküle. Sie werden daher als „doppelt negative" Thymozyten bezeichnet.

Im nächsten Reifestadium kommt es zur Ausbildung des Prä-T-Zellrezeptors der gemeinsam mit dem Oberflächenmarker CD3 exprimiert wird. Im Anschluss führt der Zusammenschluss von Prä-T-Zellrezeptor und CD3-Molekülen zur Expression von CD4 und CD8 führt. Es entstehen doppelt positive Thymozyten, die den Prozess der positiven Selektion durchlaufen, d.h. nur die Thymozyten, welche Selbst-MHC-Moleküle erkennen, reifen weiter heran und exprimieren große Mengen des T Zellrezeptors. Zum Ende der T-Lymphozyten-Entwicklung beenden die doppelt positiven Thymozyten die Expression einer der beiden Corezeptormoleküle und werden zu einfach positiven $CD4^+$ oder $CD8^+$ Thymozyten, die im Anschluss eine negative Selektion erfahren. Dabei werden die Zellen ausgeschlossen, die auf Autoantigene ansprechen. Annähernd zwei Prozent der doppelt positiven Thymozyten überleben das zweifache Screening und reifen zu einfach positiven, naiven $CD4^+$ oder $CD8^+$ T Zellen heran, die nach und nach aus dem Thymus entlassen werden, um das T Zell-Repertoire der Peripherie zu bilden.

Einleitung

Als primäres lymphatisches Organ erlaubt der Thymus, wie bereits erwähnt, die gezielte Ausbildung von T Zellen mit unterschiedlichen Effektorfunktionen. Cytotoxische T Zellen erkennen und töten Zielzellen, die Fremdantigene auf ihrer Oberfläche exprimieren. Dagegen stimulieren T Helferzellen die humorale Antwort gegen komplexe Antigene bzw. induzieren die Bildung einer zellulären Immunantwort. Als dritte Gruppe der T Zellen sind die regulatorischen T Zellen zu nennen. Sie sind für die Aufrechterhaltung der T Zelltoleranz gegenüber Selbst-Antigenen verantwortlich.

Bevor naive T Zellen ihre Effektorfunktionen wahrnehmen können, müssen sie zuerst über ihren T Zellrezeptor (TCR) und Korezeptoren aktiviert werden, was zur Proliferation und Differenzierung der T Zellen führt. CD8+ T Zellen erkennen an MHC-KlasseI-gebundene Fremdpeptide und differenzieren hauptsächlich zu cytotoxischen T Zellen. Die CD4+ T Zellen erkennen MHC-KlasseII-gebundene Antigene und differenzieren vorrangig zu T Helferzellen. Die T Helferzellen können aufgrund ihrer sezernierten Cytokine in weitere Subpopulationen unterteilt werden, die jeweils unterschiedliche Funktionen ausüben.

Th1-Zellen sezernieren typischerweise IFNγ, IL2 und TNFß und steuern die Freisetzung von immunregulatorischen und proinflammatorischen Cytokinen, wie IL2, IFNγ und TNFα. Dadurch können mit weiteren bioaktiven Substanzen und Chemokinen zusätzliche Effektorzellen (T und B Zellen, Monozyten, Granulozyten) an den Ort der Entzündung gelangen, um dort aktiviert zu werden und zur Abwehrreaktion beizutragen.

Die Hauptfunktion der Th2-Zellen besteht in der Interaktion mit B Zellen, welche über Cytokine und zellständige Moleküle vermittelt wird und zur Synthese und Sekretion von Antikörpern führt. Th2-Zellen sezernieren IL4, IL5, IL6, IL10, IL13 und TGFß. Diese Cytokine stimulieren die Sekretion von Immunglobulinen, wie z.B. IgE.

Eine dritte Gruppe der T Helferzellen bilden die sogenannten Th17 Zellen. Sie produzieren IL17, jedoch kein IFNγ oder IL4 und werden somit als eigenständige Subpopulation neben Th1 und Th2 Zellen angesehen. Th17 Zellen differenzieren von naiven CD4+ T Zellen durch Antigen-Stimulation und Anwesenheit der Cytokine TGFß, IL6 und IL1. Ihre Funktionen liegen in der Induktion von inflammatorischen Immunreaktionen, die reich an neutrophilen Zellen sind. Th17 Zellen sind weiterhin wichtige Mediatoren für Gewebeschäden in immunvermittelten entzündlichen Krankheiten und haben essentielle Funktionen in der Abwehr ansteckender Pathogene.[1-4]

Einleitung

1.2 Immunologische Toleranz

Wie bereits in Abschnitt 1.1 erläutert, entstehen im Thymus durch die sogenannte positive Selektion „einfach positive" CD4$^+$ bzw. CD8$^+$ Thymozyten, deren Rezeptoren an Selbst-MHC-Molekülen binden können. Unter diesen Thymozyten befinden sich auch autoreaktive Zellen, die sehr stark auf körpereigene Antigene ansprechen und eine spezifische Immunantwort gegen das körpereigene Gewebe in der Peripherie auslösen könnten. Daraus würden anhaltende Autoimmunerkrankungen entstehen. Die immunologische Toleranz gegenüber Autoantigenen ist somit essentiell.

Die immunologische Selbsttoleranz setzt sich aus zwei Komponenten zusammen, der zentralen (thymischen) Toleranz und der peripheren (extrathymischen) Toleranz [5]. Unter der thymischen Toleranz versteht man die Deletion autoreaktiver Zellen im Thymus durch den Prozess der negativen Selektion. Jedoch können nicht alle Selbstantigene von thymischen Zellen produziert werden, sodass einige autoreaktive T Zellen die Deletion umgehen können und in die Peripherie gelangen. Somit sind auch Toleranzmechanismen in der Peripherie notwendig. Dazu gehören die Toleranz durch Anergie, Deletion und Ignoranz [6], sowie die Immunregulation durch Suppressorzellen. Die aktive Suppression durch die CD4$^+$CD25$^+$ regulatorischen T Zellen stellt dabei den dominanten Mechanismus zur Vermittlung der peripheren Toleranz dar und soll im folgenden Abschnitt detaillierter behandelt werden. [1, 2, 7]

1.3 CD4$^+$ regulatorische T Zellen

T Zellen, die fähig sind Immunantworten zu supprimieren, wurden erstmals in den frühen 1970igern als eine spezialisierte Zellpopulation beschrieben und als Suppressorzellen bezeichnet. [8, 9] Später entdeckte man, dass es verschiedene Subpopulationen von Zellen mit suppressiven Eigenschaften gibt. Dazu gehören neben den CD8$^+$ regulatorischen T Zellen, den CD3$^+$CD4$^-$CD8$^-$, den natürlichen Killerzellen, vor allem auch die CD4+ regulatorischen T Zellen. [10].

1995 zeigte das Labor von Shimon Sakaguchi, dass eine CD4$^+$ T Zellpopulation, welche die IL-2-Rezeptor-α-Kette (CD25) konstitutiv exprimiert, immunregulatorische Eigenschaften besitzt. [8, 11, 12] Diese natürlich auftretenden regulatorischen T Zellen (nTreg) machen 1-10 % der CD4$^+$ T Zellpopulation aus und spielen eine Schlüsselrolle in der Aufrechterhaltung der

Einleitung

peripheren Toleranz. [11, 13] Natürlich vorkommende CD4$^+$ Treg's expremieren neben einem hohen Level an CD25 weitere Marker wie CTLA-4, GITR, HLA-DR, CD45RO, CD122, membran-gebundenes TGF-β und den intrazellulären Mastertranskriptionsfaktor Foxp3. Sie sind im Thymus, dem peripheren Blut und den Lymphorganen zu finden. [9, 11]
Neben den natürlichen regulatorischen T Zellen gibt es die induzierbaren oder adaptiven CD4$^+$CD25$^+$ regulatorischen T Zellen (iTreg), die in der Peripherie aus der Aktivierung von naiven CD4$^+$CD25$^-$ T Zellen hervor gehen können. [11, 13-16] Zu diesen iTreg's gehören Th3- und Tr1-regulatorische T Zellen. Phänotypisch sind Tr1 Zellen den nTreg ähnlich, sie expremieren jedoch kein hohes Level an CD25 und Foxp3.[17]
Abbildung 1 und Tabelle 1 zeigen einen Überblick der CD4$^+$ regulatorischen T Zellen und deren Ursprung bzw. Charakteristika.

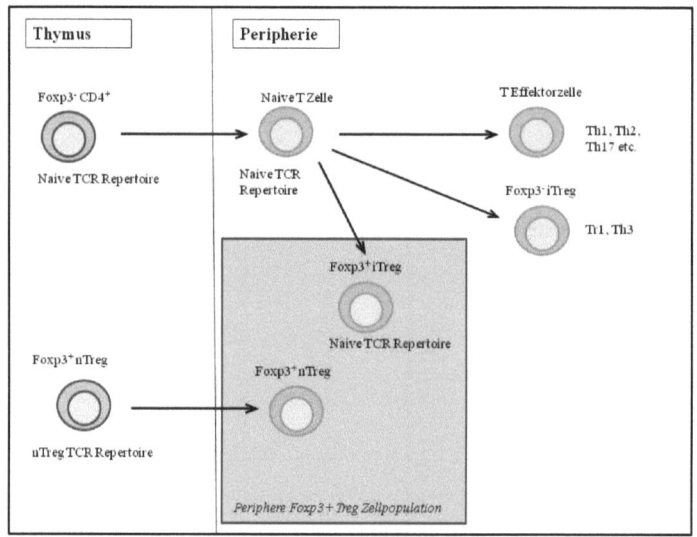

Abbildung 1 *CD4+ regulatorischen T-Zellen.* Das Diagramm zeigt schematisch die derzeit bekannten Populationen von CD4+ regulatorischen T-Zellen und ihren Ursprung. Modifiziert entnommen aus „Natural and adaptive Foxp3+ regulatory T cells:More of the same or a division of labor?" [18]

Einleitung

Phenotyp	Th1	Th2	nTreg	Tr1	Th3
Antwort auf CD3 mAK	++++	++++	nur in Gegenwart von IL2 und IL15	nur in Gegenwart von IL15	?
IFNg	++++	-	+/-	++	+/-
IL4	-	++++	+/-	-/+	+/-
Foxp3 Epression	-/(+)	-	++++	(+)	+++
IL10 Produktion	-	++	+/-	++++	+/-
TGFß-Produktion	+/-	+/-	+/-	++	++++
IL-10 notwendig für Suppression	-	-	nein	ja	?
TGFß notwendig für Suppression	-	-	nein	ja	ja
CTLA-4 notwendig für Suppression	-	-	nein	?	ja
Wachstums- und Differenzierungsfaktoren	IL2	IL2/IL4	CD28, IL2, Foxp3, thymische Interaktion	IL10/IFNa (DC Induktion, nTreg Induktion, CD3/CD46 Stimulation)	TGFß/IL4 (IL10, aIL12, DC Induktion, nTreg-Induktion)

Tabelle 1 *Charakteristika von konventionellen und regulatorischen T Zellen*, modifiziert entnommen aus „Regulatory Tcells: Development, function and role in autoimmunity" [17]

1.3.1 Herkunft der natürlichen $CD4^+CD25^+$ regulatorischen T Zellen (nTreg)

Die Herkunft der regulatorischen $CD4^+CD25^+$ T Zellen ist heute noch nicht vollständig geklärt. Zellen mit regulatorischen Phänotyp und den suppressorischen Funktionen scheinen sowohl im Thymus als auch in der Peripherie generiert zu werden. [3]

In der Entwicklung der regulatorischen T Zellen aus dem Thymus spielen verschiedene Faktoren eine wichtige Rolle. Zum einen benötigen Treg-Thymozyten, welche sich im Septum und in Bereichen der Medullar sammeln, im Vergleich zu naiven T Zellen eine höhere und stärkere Interaktion zwischen ihrem TCR und dem thymischen Stroma, welches die an MHC-Klasse II gebundene Selbstpeptide präsentiert (siehe Abbildung 2).

Einleitung

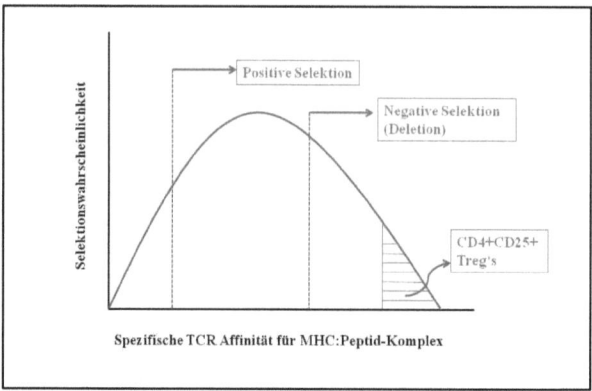

Abbildung 2 *Rolle der TCR-Affinität in der Entwicklung CD4+CD25+ regulatorischer T-Zellen.* Modifiziert entnommen aus „CD4⁺CD25⁺ regulatory T cell selection" [19]

Experimente mit Knock-Out-Mäusen haben gezeigt, dass auch Cytokine und costimulierende Signale, wie CD28, CD40 und IL2 eine wichtige Rolle in der thymischen Entwicklung der regulatorischen T Zellen spielen. Die genauen Rollen dieser wichtigen Faktoren sind jedoch auch noch nicht detailliert geklärt. [13, 17, 20, 21] Für die IL2 Beteiligung gibt es verschiedene Modelle. Zum Beispiel stellten Lio und Hseih ein 2-Schritt-Modell auf, indem das gesteigerte TCR-Signal zu einer Hochregulation von CD25 (IL2-Rezeptor-α-Kette) führt, was weiterhin zu einer Steigerung der Antworten seitens der Treg-Vorläuferzellen auf konsequente IL2-Signale führt. Dies induziert Foxp3. [7, 22] Foxp3, oft als Master-Regulator bezeichnet, ist ein weiterer wichtiger Faktor der Treg-Entwicklung und Erhaltung. Studien haben gezeigt, dass eine hohe und stabile Foxp3-Expression auf die Treg-Zellpopulation beschränkt ist und somit eng verbunden ist mit deren Entwicklung, ihrer suppressorischen Eigenschaften, ihrem proliferativen Potential und ihrer metabolischen Fitness. [7, 23] Aufgrund der großen Bedeutung von Foxp3 soll dieser Marker in einem gesonderten Abschnitt eingehender behandelt werden (Abschnitt 1.5)

Neben den im Thymus entstehenden regulatorischen T Zellen können auch in der Peripherie sogenannte adaptive / induzierbare regulatorische T Zellen aus naiven T Zellen entstehen. Zu diesen iTreg's gehören z.B. Tr1-Zellen und Th3-Zellen.

Tr1-Zellen entstehen in vitro und in vivo nach Begegnung mit ihrem spezifischen Antigen in Anwesenheit von IL10. [17] Th3 Zellen können in vivo durch die Aufnahme von geringen Antigenmengen mit der Nahrung induziert werden (orale Toleranz-Induktion). In vivo kann dieser Zelltyp in Anwesenheit von TGFß erzeugt werden.[2, 17]

Einleitung

1.3.2 Homöostase und Erhaltung der Treg-Population in der Peripherie

Nach der Entwicklung der nTreg's, wandern diese Zellen, wie alle anderen T Zellen, nach und nach aus dem Thymus in die Peripherie. In der Peripherie benötigen die regulatorische T Zellen jedoch verschiedene Signale um ihre suppressorischen Eigenschaften aufrecht zu erhalten und zu überleben.

Reife naive T Zellen benötigen dazu einen wiederholten Kontakt mit Selbst-Peptid-MHC-Komplexen, welche ähnlich oder identisch mit denen der Selektionsprozesse im Thymus sind. Im Fall der Treg's zeigten Maus-Experimente, dass ein solcher Kontakt nicht notwendig ist. Die Aufrechterhaltung der Treg-Population geschieht hauptsächlich über Cytokine und Costimulierende Signale wie z.b. CD28/CD80+86. [23] Auch hier spielt IL2 eine wichtige Rolle. IL2 fungiert als wichtiger Wachstumsfaktor für die nTreg's in der Peripherie. Da Treg's IL2 jedoch nicht selber produzieren können, stammt dieses IL2 von anderen Immunzellen. [11, 21, 23] TGF-β1 ist ein weiteres Cytokin mit einer möglichen Beteiligung in der Expansion und Erhaltung peripherer nTreg's. TGF-β1 beeinflusst bzw. erhöht das Foxp3-Gen-Expressionslevel und Foxp3 hat neben seiner Rolle in der Treg-Entwicklung auch eine Schlüsselfunktion in der Erhaltung der Suppressorfunktion und dem Überleben der natürlichen $CD4^+CD25^+$ regulatorischen T Zellen. [11, 24]

1.4 Suppressionsmechanismen der $CD4^+CD25^+$ Treg's

Die Zielzellen der nTreg's beinhalten Zellen des angeborenen und des adaptiven Immunsystems. [25] Gemischte Lymphozyten-Reaktionen (MLR) von regulatorischen T Zellen und ihren potentiellen Targets demonstrierten, dass nTreg's in der Lage sind, die Proliferation und Cytokinproduktion von konventionellen $CD4^+$ und $CD8^+$ Lymphozyten zu supprimieren. Andere Studien zeigten auch, dass angeborene Immunzellen, wie dendritische Zellen (DC) und Monozyten Ziele der Treg-Suppression sein können.[26]

Regulatorische T Zellen müssen, um ihre suppressorischen Funktionen ausüben zu können, auch wie alle T Zellen über ihren T Zellrezeptor (TCR) aktiviert werden. Sehr neue Untersuchungen von A.L.Szymczak-Workman et al. gaben jedoch auch Hinweise auf eine mögliche Suppression unabhängig von einer Stimulation durch den TCR. [27, 28]

Die Regulation der Immunantwort durch nTreg's erfolgt im Anschluss an die Aktivierung Antigen-unspezifisch, benötigt jedoch im Gegensatz zu T_H3- und Tr1-Zellen Zell-Zell-Kontakt. [27, 29]. Weiterhin lässt sich der Suppressionsmechanismus in 4 verschiedene „Modes of Action" unterteilen (Abbildung 3).

Als erstes ist die Suppression durch inhibitorische Cytokine, wie IL10 und TGFβ zu nennen. Durch die Sekretion von IL10 können nTreg naive T Zellen in IL10-produzierende Zellen, wie Tr1-zellen umwandeln, welche wiederum an der Toleranzinduktion beteiligt sind. Weiterhin ist IL10 ein potentieller negativer Regulator der proliferativen und inflammatorischen Immunantwort, einschließlich der Alloreaktivität. [27, 30, 31]

Als zweites wäre die Suppression durch Zytolyse, d.h. der Sekretion von Granzymen und Perforin zu nennen. Regulatorische T Zellen können das „Target-Zell-Killing" durch Granzym A und Perforin sowie die Adhäsion von CD18 vermitteln. [27, 31-33] Der dritte Mechanismus der Treg-Suppression stellt die sogenannte Konkurrenz um IL2 und die damit verbundene metabolische Störung in den Zielzellen dar. Regulatorische T Zellen exprimieren ein sehr hohes Level an CD25, der α-Kette des IL2-Rezeptors, und können so das lokale IL2 „depletieren", welches Effektorzellen für die Zellteilung und das Überleben brauchen. Ein weiterer Aspekt dieser Suppression ist die Induktion von intrazellulären und extrazellulären Adenosinnukleosiden, welche die Effektorzellfunktion durch die Aktivierung des Adenosin-Rezeptors 2A supprimieren. [27, 31, 33]

Der vierte Mechanismus ist die Suppression über die Hemmung dendritische Zellen (DC). Regulatorische T Zellen sind fähig, die Reifung und/oder Funktion von DC's zu modulieren. Treg's können die Effektor-T-Zellaktivierung durch dendritische Zellen unter Beteiligung von CTLA4 abschwächen. Weiterhin wurde gezeigt, dass regulatorischen T Zellen dendritische Zellen veranlassen können, Indolamin2,3-dioxygenase (IDO), ein potentielles Regulatormolekül, zu bilden. IDO induziert pro-apoptotische Metabolite des Tryptophan-Katabolismus, was in der Suppression von Effektorzellen durch die Interaktion zwischen CTLA4 und CD80 und/oder CD86 resultiert. [27, 31, 33-35]

Einleitung

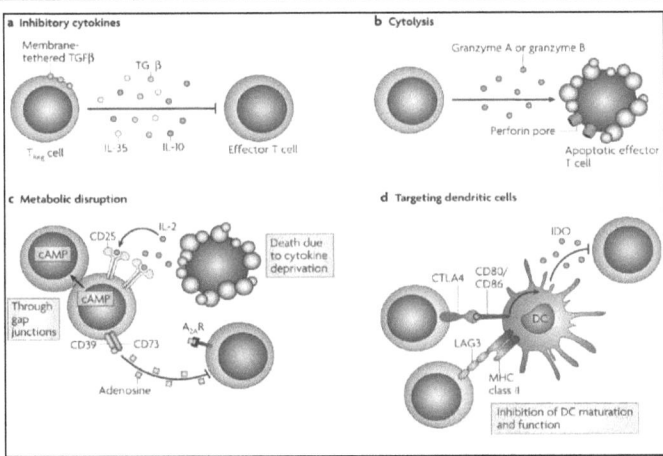

Abbildung 3 *Suppressionsmechanismen der CD4⁺CD25⁺ regulatorischen T Zellen.*
Entnommen aus „How regulatory T cells work" [31]

1.5 Transkriptionsfaktor Foxp3

Forkhead Proteine stellen eine große Familie von funktionell sehr unterschiedlichen Transkriptionsfaktoren dar und sind an einer Vielzahl von zellulären Prozessen beteiligt. In den letzten 10 Jahren wurden mehr als 100 Mitglieder dieser Familie identifiziert. [36]
Der Transkriptionsfaktor Foxp3 (Forkhead-Box P3) spielt, wie bereits in Abschnitt 1.3 angedeutet, eine entscheidende Rolle in der Entwicklung und Erhaltung der suppressiven Funktionalität von CD4⁺CD25⁺ regulatorischen T Zellen. Entsprechende Mutationen innerhalb des Foxp3 Gens (Abbildung 4) führen zur Entwicklung von Autoimmunerkrankungen, verursacht durch einen Defekt in der Treg-Zellpopulation. Als Beispiel hierfür ist im Humanen das IPEX Syndrom (Immundysregulation, Polyendocrinopathy und Enteropathy, X-linked Syndrom) zu nennen. [7, 37-39]

Einleitung

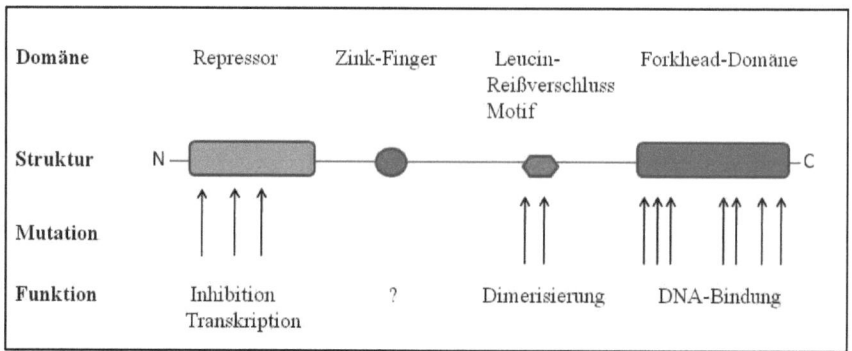

Abbildung 4 *Domänen von FOXP3 und ihre Funktionen*, sowie Positionen von FOXP3 Mutationen die in Patienten mit IPEX gefunden wurden, modifiziert entnommen aus „Foxp3 modifies the phenotypic and functional properties of regulatory T cells"[38]

Die Expression von Foxp3 in CD4$^+$CD25$^+$ Thymozyten von Wild-Typ-Mäusen gegenüber einer verminderten Expression in CD4$^+$CD25$^+$ Zellen von Scurfy –oder Foxp3-Knockout-Mäusen deuten eine Rolle von Foxp3 in der Treg-Entwicklung an. Die Differenzierung der peripheren regulatorischen T Zellen beginnt bereits im Thymus nach der Induktion der Foxp3-Expression in einer Thymozyten-Subpopulation. Diese Thymozyten exprimieren αβ TCRs und haben eine erhöhte Affinität zum Selbst-Peptid-MHC-Komplex (siehe Abbildung 2, Abschnitt 1.3.1). Foxp3 wird somit in der Entwicklung (Abbildung 5) der regulatorischen T Zellen auch als Treg-Zelllinie spezifizierender Faktor bezeichnet. [40]

Auch in der Peripherie gibt es zwischen regulatorischen T Zellen und Effektorzellen Unterschiede in der Foxp3 Expression. Ein Vergleich der Foxp3- Expression zeigt, dass nur die natürlich vorkommenden Treg's (nTreg) Foxp3 konstitutiv stark exprimieren. Naive CD4$^+$ T Zellen und adaptive regulatorische T Zellen zeigen keine Foxp3 Expression bzw. weisen erst nach ihrer Aktivierung eine transiente Foxp3-Expression auf (Abbildung 5). Dies ist ein weiterer Beweis für Foxp3 als Differenzierungsfaktor der Treg-Entwicklung im Thymus. [38, 41, 42]

Einleitung

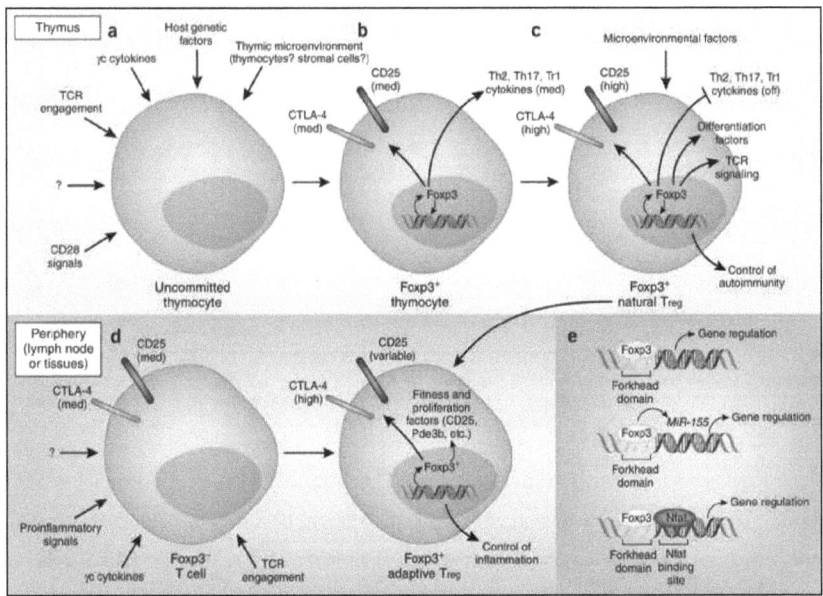

Abbildung 5 *Foxp3 und seine Kontrolle über die Entwicklung der regulatorischen T Zellen*, entnommen aus "Regulatory T cell development: is Foxp3 the decider?",[39]

T-Effektorzellen und nTreg reagieren, wie bereits erwähnt unterschiedlich stark auf TCR-vermittelte Signale. CD4$^+$ Effektorzellen durchlaufen nach Stimulation ihres TCR ein stereotypisches Aktivierungsprogramm, welches in Proliferation und IL-2-Produktion resultiert. Obwohl Treg nach entsprechender Aktivierung aufgrund spezifischer Defekte in der TCR-Signalinduktion kaum Proliferation zeigen, benötigen sie die TCR-vermittelten Signale jedoch zur Aktivierung ihres suppressiven Potentials.

Foxp3 kann, neben der bedeutenden Funktion in der Treg-Entwicklung auch die T Zell-Aktivierung regulieren. Dabei gibt es zwei Möglichkeiten der FoxP3-vermittelten Regulation von T-Zell-Aktivierung, die direkte und indirekte Regulation (Abbildung 6). Bei dem Modell der direkten Regulierung blockiert Foxp3 die TCR-Signaltransduktion durch Hemmung der transkriptionalen Aktivierung von IL-2. Im zweiten Modell der indirekten Regulierung wird durch FoxP3 ein bislang noch unbekannter Faktor exprimiert, der die Fähigkeit besitzt, TCR-vermittelte Signale zu hemmen [38, 43].

Einleitung

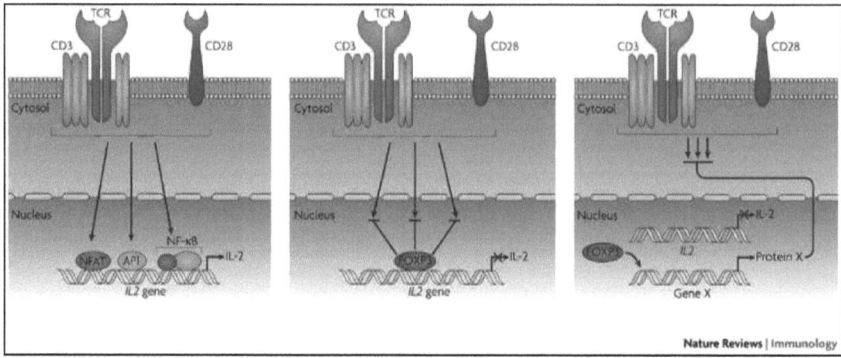

Abbildung 6 *Modelle für die Foxp3 vermittelte Regulation der T Zellaktivierung*, a) Signaltransduktion in konventionellen CD4⁺ T Zellen; b) Modell der direkten Regulation; c) Modell der indirekten Regulation; Entnommen aus „Foxp3 modifies the phenotypic and functional properties of regulatory T cells"[38]

Foxp3 kann jedoch auch als Aktivator dienen. Durch sein Binden an die Promotoren von CD25, CTLA-4 und GITR induziert er deren Transkription. Dies hat zur Folge, dass eine Differenzierung zwischen nTreg und Effektorzellen nicht mehr bzw. schwer möglich ist, da sich deren Phänotypen sehr ähneln. Zurzeit gibt es auch keinen weiteren konstitutiv exprimierten Marker, der eine solche Differenzierung im aktivierten Zustand ermöglicht. Da jedoch immer noch der Unterschied in der Dauer der Foxp3-Expression zwischen regulatorischen und konventionellen CD4⁺ T Zellen besteht, könnte auf genetischer Ebene in Form von DNA Modifikationen eine Differenzierungsmöglichkeit bestehen. Dies haben U.Baron et al. anhand der DNA-Methylierung zeigen können. Die DNA-Methylierung hat eine Geninaktivierung zur Folge, wohingegen die Demethylierung eines Gens zu dessen Aktivierung führt. Der Vergleich des Methylierungsmusters von Foxp3 in nTreg's und naiven oder aktivierten CD4⁺ T Zellen zeigte, dass nur regulatorische T Zellen eine kontinuierliche Demethylierung des Foxp3 Gens aufweisen. Dadurch ist auch die konstitutive Foxp3 Expression der Treg's erklärt.[44]

Infolgedessen ist die Eigenschaft der Foxp3 DNA-Demethylierung in nTreg momentan der aussichtsreichster Ansatz zur Abgrenzung solcher von naiven oder aktivierten Effektorzellen, sowie induzierten regulatorischen Zellen mit transienter Foxp3 Expression.

Zu beachten ist jedoch, dass sich der Hauptteil der in der Literatur veröffentlichten Daten sich auf naive bzw. frisch isolierte regulatorische T Zellen bezieht. Sehr wenig ist zur Zeit über die Stabilität der Foxp3 Demethylierung während der Treg-Aktivierung und -Expansion bekannt und muss in weiterführenden Experimenten evaluiert werden.

Einleitung

1.6 Alloreaktivität und Transplantationen / Transplantatabstoßung

Die Gewebetransplantation zum Ersatz erkrankter Organe stellt heute eine wichtige Behandlungsmethode in der Medizin dar. Dabei stellen Immunreaktionen gegen das transplantierte Gewebe in den meisten Fällen das größte Hindernis für eine erfolgreiche Transplantation dar. Eine solche Abstoßungsreaktion wird durch Immunantworten auf Alloantigene im Transplantat verursacht. Dabei handelt es sich um Proteine (MHC-Moleküle), die sich bei einzelnen Individuen innerhalb einer Spezies unterscheiden und deshalb vom Transplantatempfänger, dem Rezipienten als fremd wahrgenommen werden. Dieser Prozess wird als Alloantigenerkennung oder Alloreaktivität bezeichnet. [2, 45]

Donor-MHC-Alloantigene können dem Empfängerimmunsystem über verschiedene Wege präsentiert werden. Man unterscheidet dabei den direkten, den indirekten und den semi-direkten Weg der Alloantigen-Präsentation. Während der direkten Präsentation werden intakte Donor-Klasse I/II-MHC-Moleküle auf der Oberfläche von Donor-APC's präsentiert und direkt durch $CD4^+$ und $CD8^+$ T Zellen des Empfängers erkannt (die Frequenz der reagierenden Zellen ist sehr hoch / 1-10%). Im indirekten Weg dagegen, werden Donor-Klasse I/II-MHC-Moleküle durch Empfänger-APC's prozessiert und den $CD4^+$ und $CD8^+$ T Zellen des Rezipienten präsentiert (die Frequenz der reaktiven Zellen ist vergleichbar mit den einer typischen Fremdantigenerkennung). [45-50] Der dritte Weg, die semi-direkte Alloantigenerkennung stellt eine Verbindung der beiden vorherigen Wege dar. Hier erhalten Empfänger-DC's MHC-Moleküle von Donorzellen und übernehmen die direkte Präsentation gegenüber den $CD4^+$ und $CD8^+$ T Zellen des Empfängers.[45, 50]

Klinisch lässt sich die Transplantatabstoßung nach ihrem zeitlichen Rahmen und nach ihrer Histologie klassifizieren. Man unterscheidet drei verschiedene Abstoßungsformen, die hyperakute Abstoßung, die akute und die chronische Abstoßung.

Die hyperakute Abstoßungsreaktion beschreibt die schnellste der drei Abstoßungsformen. Sie tritt innerhalb von 48 h nach Transplantation auf und wird durch zirkulierende Antikörper des Empfängers gegen das Spender (Donor)-Endothelium verursacht, was eine Aktivierung des Komplements über den klassischen Weg zur Folge hat. Als Resultat einer solchen Abstoßungsreaktion sind schwere lokale Koagulopathien, Blutungen und Zerstörungen des Kapillarbettes zu beobachten. Das Transplantat muss entfernt werden.

Die akute Abstoßung tritt hauptsächlich zwischen ein paar Tage bzw. Jahre nach Transplantation auf und äußert sich durch die oben beschriebenen Wege der T Zell-vermittelten Alloantigenerkennung. Sie führt gewöhnlich nicht zum Transplantatversagen, wenn sie frühzeitig behandelt wird.

Die dritte Form der Abstoßung, die chronische Abstoßung ist die Hauptursache für ein spätes Transplantatversagen. Die Mechanismen der chronischen Abstoßung sind dabei noch nicht vollständig verstanden, lassen sich jedoch in zwei Gruppen einteilen. Zum Einen sind die Wege der humoralen und zellulären Alloreaktivität zu nennen und zum Anderen sind weitere Ursachen bzw. Risiken für die chronische Abstoßung wie Ischaemia/Reperfusion Verletzungen, Bluthochdruck, Infektion (z.b. CMV), Alter des Spenders etc. zu nennen.[1, 46, 51]

1.7 Induktion der Transplantationstoleranz durch $CD4^+CD25^+$ Treg's

Wie bereits in Abschnitt 1.1 beschrieben, sind Organtransplantationen für viele Organe, wie Herz, Lunge, Niere, Leber etc. gut etabliert. Das Überleben bzw. eine gute Funktionalität des Transplantates kann dabei für einen kurzen Zeitraum sehr gut gewährleistet werden, jedoch nicht das Langzeit-Überleben. Grund dafür sind die Mechanismen der Abstoßungsreaktionen, hauptsächlich der chronischen Abstoßung. Weitere Faktoren für ein geringes Langzeitüberleben des transplantierten Gewebes entstehen durch die Gabe von immunsuppressiven Medikamenten (siehe Abschnitt 1.1), die die Immunantworten gegen das als fremd erkannte transplantierte Gewebe unterdrücken sollen. Zu diesen Faktoren gehören die Entwicklung verschiedener Infektionen und Tumoren sowie eine spezifische Toxizität, die mit jedem Immunsuppressivum assoziiert ist. [52, 53]

Das Ziel der Transplantationsforschung ist daher die Induktion von Toleranz gegenüber dem transplantierten Gewebe, ohne lebenslange Immunsuppression und der damit verbundenen Reduktion der Nebeneffekte, sowie eine stabile Transplantatfunktion. [54]

Experimentelle (adoptiver Treg-Transfer im Mausmodell) und klinische Daten von Transplantationen lassen darauf schließen, dass $CD4^+CD25^+$ regulatorische T Zellen gute Kandidaten für die Etablierung eines solchen Toleranzprotokolls darstellen. Treg's weisen eine indirekte Allospezifität und kann eine Transplantationstoleranz aufrechterhalten. [45, 53, 55-57]

Regulatorische T Zellen wurden nach Transplantation nicht nur im lymphoiden Gewebe des Empfängers gefunden, sondern konnten auch im Transplantat selbst detektiert werden. Arbeiten von Wysocki et al. sowie von Wood et al. zeigten, dass Treg's Chemokinrezeptoren besitzen (CCR4/CCR8/CCR5) bzw. Gene exprimieren, die es den Treg's erlauben nicht nur im Blut zu zirkulieren, sondern auch ins Transplantat zu migrieren, um dort ihre suppressori-

Einleitung

schen Eigenschaften entfalten zu können. [10, 56, 58] Nach der Migration der regulatorischen T Zellen zu den korrekten Orten, an denen sie ihr Alloantigen, präsentiert durch APC's, erkennen können, supprimieren die Treg's die Effektor-T Zellfunktionen durch Inhibition der T Zellproliferation, der Cytokinproduktion und durch Inhibition der Effektor-T Zellmigration (siehe Abschnitt 1.4).

Eine mögliche klinische Therapie zur Induktion und Erhaltung der Transplantationstoleranz wurde bereits durch Roncarolo et al. gezeigt (Abbildung 7)
Erste klinische Daten konnten von M.Edinger et al. gesammelt werden. In dieser ersten klinischen Studie wurden humane, ex vivo expandierte regulatorische T Zellen für die Behandlung von Patienten mit einem hohem Risiko für einen Krebs-Rückfall nach HSCT (Haematopoietic stem cell transplantation) eingesetzt. Eine weitere klinische Studie wird derzeit von Blazar et al. durchgeführt. Dort werden die expandierten regulatorischen T Zellen während der HSCT in den Empfänger injiziert.[57, 59-61]

Diese zwei klinischen Studien sind die ersten Anwendungen zur Hemmung unerwünschter Alloreaktivität durch $CD4^+CD25^+$ regulatorischen T Zellen und ebnen hoffentlich den Weg für eine Zukunft der Treg-basierenden Immuntherapie in Bereichen der Organtransplantationen und anderer Krankheiten.

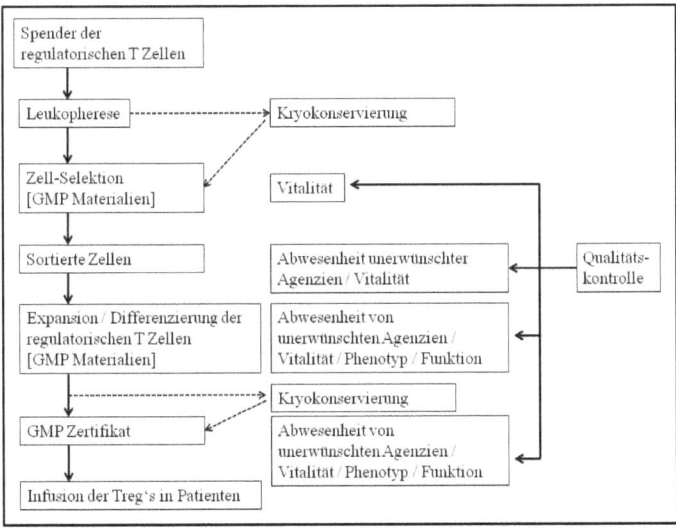

Abbildung 7 *Darstellung der Gewinnung von regulatorischen T Zellen für eine mögliche Therapie von transplantierten Patienten*, modifiziert entnommen aus „Regulatory T cell immunotherapy for tolerance to self antigens and alloantigens in humans" [57]

Einleitung

1.8 Immunsuppressiva und ihre Effekte auf CD4$^+$CD25$^+$ Treg's

Wie bereits in Abschnitt 1.7 erwähnt, sind die Immunantworten des Empfängers gegen das Transplantat unerwünscht und werden durch die Gabe von sogenannten Immunsuppressiva unterdrückt. Diese immunsuppremierenden Medikamente können in drei Kategorien unterteilt werden. Als erstes sind die anti-inflammatorischen Arzneimittel der Corticosteroid-Familie, wie z.b. Prednison zu nennen. Die zweite Kategorie umfasst die zytotoxischen Medikamente, wie Azathiopren und Cyclophosphamid und die dritte Gruppe stellen Pilz- und Bakterienprodukte wie Cyclosporin A, Tacrolimus (FK506) und Rapamycin (Sirolimus) dar. [1] Die meisten immunsuppremierenden Medikamente haben ihr Target in den intrazellulären Signalwegen, die an der T Zellaktivierung nach Antigenpräsentation beteiligt sind. [62, 63] Tabelle 2 zeigt eine Zusammenfassung der Targets und der molekularen Effekte einiger Immunsuppressiva.

Wirkstoff	Aktionsmechanismus		Nebeneffekte
	Molekulares Target	Molekularer Effect	
Corticosteroide	cytosolische Rezeptoren, Heat schock Proteine	Inhibiert Transkription von Cytokingenen (z.B. IL1,2,3,5; TNFa, IFNg)	Bluthochdruck Glukose-Intoleranz
Cyclosporin	Bindet Cyclophylin Inhibiert Calcineurin	Inhibiert IL2-Produktion Stimuliert TNFß Produktion	Nephrotoxische Effekte Bluthochdruck Glukose-Intoleranz
Tacrolimus (FK506)	Bindet FKBP12 Inhibiert Calcineurin	Inhibiert IL2-Produktion Antagonist für TGFß	ähnlich Cyclosprin
Azathiopren	Bindet als Metabolit an DNA	Inhibiert Purinsynthese Blockiert DNA und RNA Synthese	Suppression des Knochenmarks
Sirolimus (Rapamycin)	Bindet FKBP12 Blockiert p70 S6 Kinase	Blockiert IL2-induzierten Verlauf des Zellzyklus	Hyperlipidaemie Thrompocytopenie

Tabelle 2 *Immunsuppressiva und ihre Wirkmechanismen*, modifiziert entnommen aus „Immunosuppressive stragtegies in transplantation" [62]

Aufgrund der bekannten Nebeneffekte (Tabelle 2) von Immunsuppressiva sollen in Zukunft Toleranzprotokolle mittels CD4$^+$CD25$^+$ regulatorischer T Zellen für die Langzeittherapie transplantierter Patienten etabliert werden (siehe Abschnitt 1.7).

Einleitung

Diese Patienten haben jedoch nach Transplantation Immunsuppressiva erhalten und somit ist es wichtig, die möglichen Effekte der einzelnen Medikamente auf die expandierten regulatorischen T Zellen zu kennen. Tabelle 3 zeigt eine Zusammenfassung verschiedener Immunsuppressiva und deren Effekte auf CD4$^+$CD25$^+$ Treg's.

Wirkstoff	Wirkmechanismus	Effekte auf Effektor T Zellen	Effekte auf Treg's
Corticosteroide	Cytosolische Rezeptoren Heat schock Proteine	Induziert Apoptose Inhibition der Cytokinproduction	Stimuliert Foxp3 Expression erhält suppressive Aktivität und Zellüberleben
Tacrolismus (FK506)	Bindet FKBP12 Inhibiert Calcineurin	Inhibiert Zellaktivierung	Inhibiert Foxp3 Expression u. mögliche Suppressorfunktionen
Cyclosporin A	Bindet Cyclophilins Inhibiert Calcineurin	Inhibiert Zellaktivierung und Proliferation	Inhibiert Foxp3 Expression u. mögliche Suppressorfunktionen
Rapamycin (Sirolimus)	Bindet FKBP12 Inhibiert mTOR und	Blockiert T Zellproliferation	Keine negativen Effekte auf Suppressorfunktion und Überleben

Tabelle 3 *Immunsuppressiva und ihre Effekte auf regulatorische T Zellen*; modifiziert entnommen aus "Impact of immunosuppressive drugs on CD4$^+$CD25$^+$Foxp3$^+$ regulatory T cells: Does in vitro evidence translate to the clinical setting?" [63]

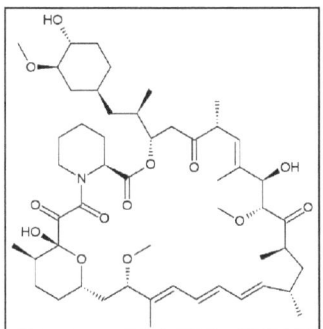

Abbildung 8 *Strukturformel Rapamycin*

Auf ein immunsuppremierendes Medikament soll in diesem Abschnitt genauer eingegangen werden, da es innerhalb dieser Promotionsarbeit zum Einsatz kam. Es handelt sich dabei um Rapamycin (Sirolimus, Abbildung 8), ein Makrolid-Immunsuppressivum, welches von *Streptomyces hygroscopicus* produziert und hauptsächlich zum Schutz vor Transplantatabstoßung und in einigen Autoimmunerkrankungen eingesetzt wird.

Der molekulare Mechanismus, der der Rapamycin-vermittelten Immunsuppression zugrunde liegt, ist die Blockade der IL2-abhängigen T Zellproliferation. Rapamycin bindet am intrazel-

Einleitung

lulären FKBP12 (Immunophilin FK506-Binding Protein). Der dabei entstandene Rapamycin-FKBP12-Komplex inhibiert die Serin/Threonin-Proteinkinase, welche auch als Mammalian Target of Rapamycin (mTOR) bezeichnet wird. Die Aktivierung von mTOR ist für die Proteinsynthese und den Ablauf des Zellzyklus wichtig und wird durch Rapamycin gestört (Abbildung 9). [64-66]

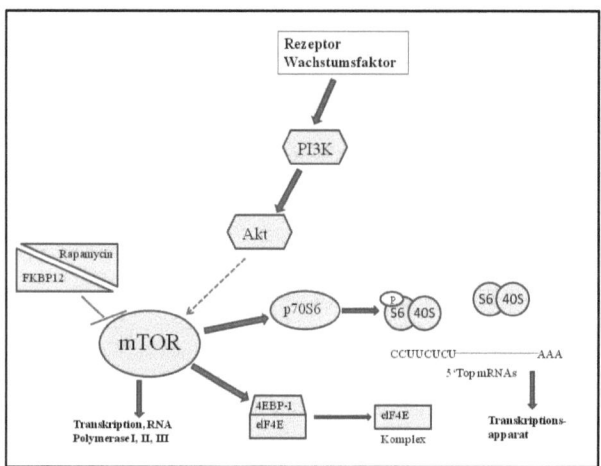

Abbildung 9 *Target der Rapamycin-vermittelten Inhibition der T Zellproliferation*, modifiziert entnommen aus „Targeting the molecular target of rapamycin (mTOR)" [67]

Rapamycin blockiert jedoch nicht die Proliferation von allen T Zellsubtypen. Zu diesen Zelltypen gehören die CD4[+]CD25[+] regulatorischen T Zellen. [68] In vitro Studien zeigten, dass Rapamycin keinen Einfluss auf die Foxp3-Expression, die suppressive Aktivität und die Expansion von Treg's hat. Expansionsstudien von regulatorischen T Zellen zeigten, dass die Zugabe von Rapamycin die selektive Expansion von Treg's fördert. Dies ist damit zu erklären, dass IL2 in regulatorischen T Zellen den JAK/STAT-Weg aktiviert. Es wird nicht der Signalweg wie in Effektorzellen über mTOR aktiviert, der durch die Gabe von Rapamycin blockiert wird. Damit sind die regulatorischen T Zellen für eine Rapamycin-vermittelte Inhibition der T Zellproliferation unempfänglich. Dies kann man sich in einer Expansionskultur von Treg's zu Nutze machen. Durch die Zugabe von Rapamycin werden die möglichen kontaminierenden T Effektorzellen in ihrer Proliferation inhibiert und nur die regulatorischen T Zellen können expandieren. [63, 64, 68-70]

2 Zielsetzung der Arbeit

Während der letzten 10-15 Jahre wurden sehr viele immunsuppressive Medikamente entwickelt, die das Transplantationsergebnis auf kurze Zeit verbessern können. Sie können jedoch nicht über einen langen Zeitraum das Transplantationsresultat positiv beeinflussen (Halbwertzeit Niere: durchschnittlich 10-12 Jahre) und sind selber nicht ohne Nebenwirkungen und Risiken. Aus diesem Grund besteht ein hoher medizinischer Bedarf nach Dosisminimierung der Immunsuppressiva und der Entwicklung neuer Toleranzprotokolle, um das Langzeitüberleben von Organtransplantaten zu verbessern.

Einen Top-Kandidaten für die Entwicklung eines alternativen Protokolls für die Induktion einer vollständigen oder partiellen Transplantationstoleranz stellen die $CD4^+CD25^+$ regulatorischen T Zellen dar. Natürlich auftretende regulatorische T-Zellen (nTreg) besitzen die Fähigkeit, verschiedene T Zell-vermittelte Erkrankungen wie z.B. Autoimmunerkrankungen oder Transplantatabstoßung, durch die Induktion und Aufrechterhaltung einer Immuntoleranz gegenüber körpereigenen und fremden Antigenen zu unterdrücken. Der geringe Prozentsatz an peripheren nTreg stellt dabei aber ein grundlegendes Problem dar. Daher ist im Vorfeld eines therapeutischen Einsatzes eine *in vitro* Expandierung, unter Aufrechterhaltung des suppressiven Potentials der nTreg, essentiell.

Sollte es möglich sein die regulatorischen T Zellen zu isolieren und ohne Funktionsverlust zu expandieren, so wäre es möglich, sie einem Patienten mit einer Autoimmunerkrankung bzw. mit vorangegangener Transplantation zu injizieren und die Balance zwischen Immunaktivität und Immuntoleranz positiv zu beeinflussen (Abbildung 10).

Zielsetzung

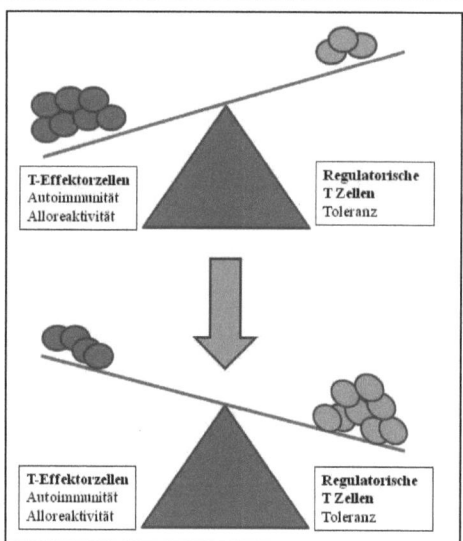

Abbildung *10 Verschiebung des Verhältnisses zwischen Effektor-T-Zellen und regulatorischen T Zellen zugunsten*

Die Ziele der vorliegenden Arbeit waren:

1. Die Etablierung einer effektiven Isolationsmethode für humane $CD4^+CD25^+$ regulatorische T Zellen. Dabei war eine Isolationsmethode zu wählen, die auch in die spätere klinische Anwendung umsetzbar ist.

2. Die Etablierung und Austestung verschiedener *in vitro* Expansionsmethoden für humane $CD4^+CD25^{high}$ T Zellen unter Aufrechterhaltung ihrer suppressorischen Eigenschaften.

3. Analyse der expandierten humanen regulatorischen T Zellen hinsichtlich ihres Phänotyps und ihrer suppressorischen Funktionalität mittels geeigneter Funktionsassay, wie Proliferationsassay, Cytokinassay und Elispot.

Materialien und Methoden

3 Materialien und Methoden

3.1 Material

3.1.1 Geräte

Bezeichnung	Hersteller
Centrifuge 5810	Eppendorf
Centrifuge CR422	Jouan
Centrifuge BR 3.11	Jouan
Vortex Genie 2	Scientific Industries
Laminar Flow Box	Kendo
CO_2 Incubator	Sanyo
FACS LSR II	BD Biosciences
FACS Calibur	BD Biosciences
Pipette pipetus R standard	Labinstruments GmbH
Immunospot Plate Reader	CTL
Quadro MACS Seperation Unit	Miltenyi Biotec
Octo MACS Separation Unit	Miltenyi Biotec
MACSiMAG Separator	Miltenyi Biotec
Blutbestrahlungsgerät IBL 437C	Isotopen Diagnostik Cis
Thermomixer comfort	Eppendorf
Tischzentrifuge Z 160 M	Hermle
Kühlschrank profi line	Liebherr
-80°C Tiefkühlschrank	Cotech
Eismaschine	Ziegra
Wasserbad Grant	SUB
Pippetten (1-10 µl; 10-100 µl; 100-1000 µl)	Eppendorf
Luminex 2000	Luminex Corporation

Materialien und Methoden

3.1.2 Verbrauchsmaterial

Bezeichnung	Hersteller
10 ml Citratröhrchen	Sarstedt
14 ml Falcon polypropylene round-bottum tubes	BD Biosciences
15 ml Falcon polypropylene conical tubes	BD Biosciences
50 ml Falcon polypropylene conical tubes	BD Biosciences
Falcon-Pipetten (2-25 ml)	BD Biosciences
Transferpipetten	BD Biosciences
Pipettenspitzen (1-10 µl; 10-200 µl; 200 µl-1000 µl)	Eppendorf
LS Säulen	Miltenyi Biotec
LD Säulen	Miltenyi Biotec
MS Säulen	Miltenyi Biotec
Pre-Separation-Filter	Miltenyi Biotec
Falcon-96-well Microtest TM U-Bottom plate	BD Biosciences
Falcon-48-well Culture plate	BD Biosciences
Falcon-24-well Culture plate	BD Biosciences
Falcon-6-well Culture plate	BD Biosciences
96-well microplates Multiscreen	Millipore
0,5 ml; 1,5 ml; 2 ml Eppendorftubes	Eppendorf
Microtubes	Micronic
Neubauer-Zählkammer	Optik Labor
Vakuumfiltersysteme (150 ml, 500 ml)	NeoLab

Materialien und Methoden

3.1.3 Kits und Fertigreagenzien

Bezeichnung	Hersteller
CD4+CD25+ regulatory T cell isolation Kit	Miltenyi Biotec
T cell activation / expansion Kit	Miltenyi Biotec
FITC anti-human Foxp3 staining Kit	ebiosciences
Human Th1/Th2 Cytokine Kit	BD Biosciences
QIAmp DNA Micro Kit	Qiagen
VybrantCFDA-SE (CFSE) tracer Kit	MoBiTec
Human CD3 depletion cocktail RosetteSep	Cellsystems
CD25 MicroBeads	Miltenyi Biotec
Mini26.1KT-PKH26 Red Fluorescent Cell Linker Mini Kit	SIGMA
IL17 Milliplex Human Cytokine/Chemokine Immunoassay	Millipore

3.1.4 Lösungen und Chemikalien

Bezeichnung	Hersteller
Ficoll-Hypaque-Paque	Amersham-Bioscience
PBS	PAA
RPMI 1640	PAA
Fötales Kälber Serum	Biochrom AG
Penicillin / Streptomycin	Biochrom AG
L-Glutamin	Biochrom AG
Rekombinantes Humane Interleukin-2	R&D Systems
Trypanblau-Lösung	Biochrom AG

Materialien und Methoden

Bezeichnung	Hersteller
BSA	Merck
Tween 20	Calbiochem
Essigsäure / Eisessig	Merck
Aqua dest.	Fresenius
Natriumacetat	SIGMA
AEC	SIGMA
DMF	Merck
H_2O_2	Herbeta Arzneimittel
Actinomycin D	SIGMA

3.1.5 Medien und Puffer

Bezeichnung	Zusammensetzung
Komplettmedium	500 ml RPMI 1640
	10 % FCS (Hitze-inativiert, 30 min, 57 °C)
	1 % L-Glutamin
	1 % Penicillin / Streptomycin
IL2-Medium	50 ml Komplettmedium
	150 µl IL2 (300 U/ml)
MACS-Puffer	500 ml PBS
	2 % FCS (Hitze-inaktiviert, 30 min, 57 °C)

Materialien und Methoden

Bezeichnung	Zusammensetzung
0,1 M Acetat-Puffer	2,3 ml Eisessig 200 ml Aqua dest.
PBS-Tween	500 ml PBS 250 µl Tween 20
PBS-Tween-BSA	500 ml PBS 250 µl Tween 20 5 g BSA
Blocking Solution	500 ml PBS 5 g BSA steril filtriert
0,3 M Natrium-Acetatlösung	1000 ml Aqua dest. 27,2 g Natriumacetat
AEC-Puffer	352 ml 0,3 M Natriumacetatlösung 148 ml 0,1 M Acetatpuffer 500 ml Aqua dest. einstellen auf pH 5
AEC-Lösung	10 ml DMF 100 mg AEC in Glasgefäß, mit Alufolie umwickeln (lichtempfindlich)
CFSE-Lösung	1 ml PBS 2 µl CFSE stock Lösung

Materialien und Methoden

3.1.6 Antikörper

Human-Antikörper	Spezies	Fluoreszenzfarbstoff	Klon	Hersteller
CD3	Mouse, mk	PerCP	SK7	BD Bioscience
CD4	Mouse, mk	APC	MT310	Dako / Biozol
CD8	Mouse, mk	PE	DK25	Dako / Biozol
CD25	Mouse, mk	PE	M-A251	BD Pharmingen
Foxp3	Mouse, mk	FITC	PCH101	ebioscience
Recombinant human IFNγ	Mouse, mk	-	2G-1	Pierce, Endogen
Recombinant human IFNγ, biotinyliert	Mouse, mk	-	B133.5	Pierce, Endogen
Streptavidin / HRP	-	-	-	Dako / Biozol
LIVE/DEAD Fixable Near-IR Dead Cell Stain Kit for 633 or 635 nm excitation		APC Cy 7		Invitrogen
CD4	Mouse, mk	PECy 7	SK3	BD Bioscience
CD25	Mouse, mk	APC	M-A251	BD Pharmingen
IO Test Beta Mark TCR Vß Repertoire Kit		APC APC		Beckman Coulter

3.1.7 Software

Bezeichnung	Hersteller
Cellquest	BD Bioscience
BD CBA Software	BD Bioscience
Immunospot 4.0	CTL
Immunocapture 6.0	CTL
Luminex Software	Luminex Corporation

Materialien und Methoden

3.1.8 Probanden

Proband	Geschlecht	Material
1	weiblich	PBMC's
2	weiblich	PBMC's
3	männlich	PBMC's
4	weiblich	PBMC's
5	weiblich	PBMC's
6	weiblich	PBMC's
7	männlich	PBMC's
8	weiblich	PBMC's
9	weiblich	PBMC's
10	weiblich	PBMC's
11	weiblich	PBMC's
Stimulator	weiblich	CD3-depletierte PMBC's

Materialien und Methoden

3.2 Methoden

3.2.1 Fließschema

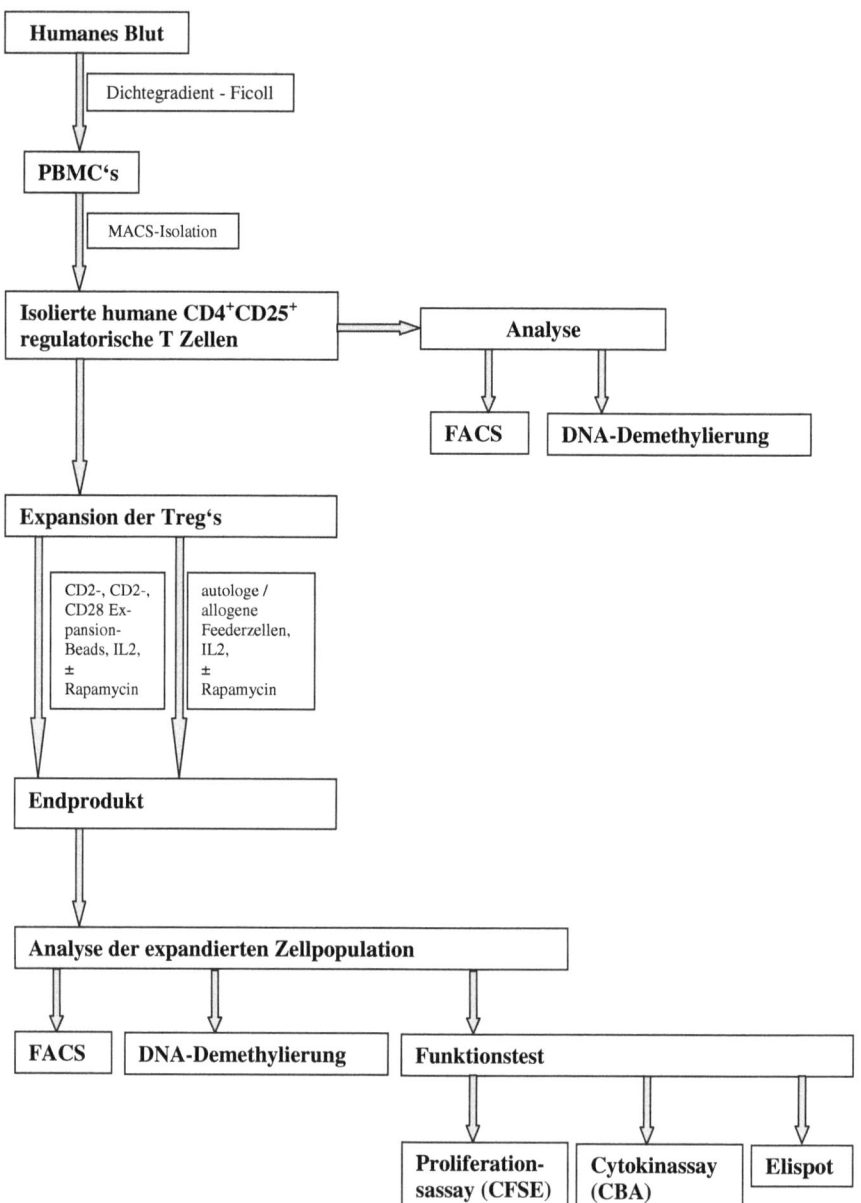

Materialien und Methoden

3.2.2 PBMC Isolierung (Isolation der Responderzellen)

Mit dieser Methode werden die mononuklearen Zellen aus dem humanen Citratblut isoliert. Die Zellen werden dabei mittels Ficoll-Dichtegradienten-Zentrifugation separiert. Während der Zentrifugation passieren Zellen mit einer höheren Dichte die Ficollschicht und bilden ein Sediment, während Zellen mit einer Dichte weniger als 1,077 g/ml (Lymphozyten, Monozyten) eine Interphase zwischen dem Ficoll und dem Plasma bilden (siehe Abbildung 11).
Alle Schritte der PBMC-Präparation werden unter sterilen Bedingungen durchgeführt und alle verwendeten Reagenzien haben Raumtemperatur (RT).
Das Citratblut wird in ein geeignetes Falcon-Tube überführt und 1:1 mit sterilem PBS verdünnt. Danach werden 14 ml Rundboden-Tubes mit jeweils 3 ml Ficoll gefüllt und anschließend mit 10 ml des verdünnten Citratblutes überschichtet. Die Dichtegradientenzentrifugation erfolgte bei 900 g, RT, ohne Bremse und Anfahrtsgeschwindigkeit über 20 min.

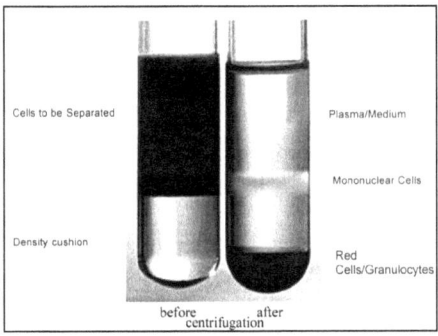

Abbildung 11 Darstellung der Zellseparation vor und nach der Ficoll-Dichtegradientenzentrifugation

Nach der Zentrifugation werden die Zellen der Interphase mit einer Transferpipette in ein sauberes Falcontube überführt und mit sterilen PBS auf 50 ml aufgefüllt. Diese Zellsuspension wird erneut bei 300 g, RT, Bremse Stufe 5 für 10 min zentrifugiert. Dieser Waschgang wird noch einmal wiederholt, um restliches Ficoll zu entfernen.
Nach dem Waschen werden die Zellen in einer adäquaten Menge Komplettmedium aufgenommen und die Zellzahl unter Verwendung von einer 1:10 verdünnten Trypanlösung in einer Neubauer-Zählkammer bestimmt.

Materialien und Methoden

Für die Zellzählung wird eine Verdünnung von 1:20 der Zellsuspension mit der Trypanlösung hergestellt. Die Zellzahl ermittelt sich aus folgender Formel:

$(MW_{4\ Quadraten} = gezählte\ Zellzahl)\ x\ Verdünnungsfaktor\ (20)\ x\ 10^4\ /\ ml = Zellzahl\ /\ ml$

3.2.3 Abreicherung der $CD4^+CD25^{high}$ T Zellen

Die Zellen (PBMC's) werden zweimal mit 10 ml MACS-Puffer gewaschen und bei 300 g, RT für 10 min zentrifugiert. Anschließend werden 1 x 10^7 Zellen in 100 µl MACS-Puffer resuspendiert und mit 3 µl CD25 MicroBeads für 15 min bei 4 °C inkubiert. Anschließend werden die Zellen nochmals mit 10 ml MACS-Puffer gewaschen und in 500 µl Puffer resuspendiert.

Für die Zellseparation wird eine LD Säule in den entsprechen Magneten (QuadroMACSTM Separator) gehängt und mit 3 x 1 ml Puffer gespült. Nun werden die Bead-markierten Zellen auf die Säule gegeben. Nachdem die Zellsuspension die Säule passiert hat, wird die Säule nochmals mit 2 x 1 ml gewaschen. Das komplette Efluent, d.h. die nicht markierten Zellen werden gesammelt und können als $CD4^+CD25^{high}$ depletierte Zellen verwendet werden.

Zur Kontrolle der korrekten Depletion der $CD4^+CD25^{high}$ T Zellen wird eine FACS-Analyse durchgeführt (siehe Abschnitt Intrazelluläre Foxp3 Färbung).

3.2.4 Isolierung der $CD4^+CD25^{high}$ regulatorischen T Zellen

Die Isolation der $CD4^+CD25^{high}$ regulatorischer T Zellen erfolgt aus den isolierten PBMC's von 150 ml Vollblut des Responders mittels dem MACS $CD4^+CD25^+$ Regulatory T Cell Kit von MiltenyiBiotec. Es wird nach einem Protokoll gearbeitet, welches sich auf 1x10^7 Responder-Zellen bezieht und je nach ermittelter Zellzahl hochgerechnet werden muss.

Die isolierten PBMC's des Responders werden zweimal mit 5 ml MACS-Puffer gewaschen und das Pellet in 90 µl je 1x10^7 Responder-Zellen MACS-Puffer resuspendiert. Hiernach werden die $CD4^-$ Zellen mit einem biotinyliertem Antikörper-Cocktail und Anti-BiotinMicroBeads magnetisch markiert. Dazu werden die Zellen mit 10 µl des Antikörper-

Materialien und Methoden

Cocktails für 10 min bei 4°C inkubiert und anschließend für weitere 15 min mit 20 µl der Anti-BiotinMicrobeads inkubiert. Nach der magnetischen Markierung werden die Zellen mit 10 ml MACS-Puffer bei 300 g, RT und 10 min gewaschen und das Zellpellet bis zu einer Zellzahl von 1×10^8 Zellen in 500 µl MACS-Puffer resuspendiert.

Im nächsten Schritt erfolgt die Negativ-Selektion der $CD4^+CD25+$ T-Zellen über eine LS Säule (1×10^8 Zellen pro LS Säule). Zu diesem Zweck wir die LS-Säule in einen QuadroMACS™ Separator platziert und mit 2 ml MACS-Puffer gespült. Nach dem Auftragen von 500 µl Zellsuspension pro Säule wird diese mit 5×1 ml MACS-Puffer gewaschen. Dabei verbleiben die magnetisch markierten $CD4^-$ Zellen in der LS-Säule, während die unmarkierten $CD4^+$ Zellen eluieren können.

Nun erfolgt die magnetische Markierung der $CD4^+CD25^{high}$ T Zellen. Dafür wird das Eluat 10 min bei 300 g und RT zentrifugiert, der Überstand dekantiert und das Pellet in 90 µl MACS-Puffer pro 1×10^7 Zellen resuspendiert. Nach Zugabe von 2 µl CD25 MicroBeads pro 1×10^7 $CD4^+$ Zellen wird für 15 min bei 4 °C inkubiert und anschließend mit 2 ml MACS-Puffer 10 min bei 300 g und RT gewaschen. Der Überstand wird dekantiert und das Pellet wird in 500 µl MACS-Puffer resuspendiert.

In einem letzten Schritt erfolgt nun die Positiv-Selektion der $CD4^+CD25^{high}$ T Zellen über eine MS-Säule. Dazu werden 2 MS Säulen in einem Octo MACS™ Separator platziert und mit je 1 ml MACS-Puffer gespült. Die Zellsuspension wird auf die erste Säule aufgetragen und die Säule mit 3×1 ml MACS-Puffer gespült. Dabei verbleiben die magnetisch markierten $CD4^+CD25^{high}$ Zellen auf der MS-Säule, während die unmarkierten $CD4^+ CD25^{-/low}$ Zellen eluieren. Anschließend wird die Säule aus dem Separator genommen, auf die zweite Säule gesetzt. Mit 1 ml MACS Puffer werden die Zellen der ersten Säule unter Einsatz des Stempels auf die zweite Säule eluiert. Nach dem Entfernen der ersten Säule wird die zweite Säule ebenfalls mit 3×1 ml MACS-Puffer gespült. Im Anschluss wird die zweite Säule aus dem Separator genommen, auf ein 1,5 ml Eppi gesetzt und die Zellen mit 1 ml MACS-Puffer, unter Einsatz des Stempels, eluiert. Das Eluat enthält die $CD4^+ CD25^{high}$ Zellen. Die Zellen werden ein letztes Mal 10 min bei 300 g und RT zentrifugiert, das Pellet in 200 µl IL2 - Medium resuspendiert und die Zellzahl analog der PBMC-Isolation (siehe Abschnitt 1.1.1) mit Trypanblau bestimmt.

Zur Kontrolle der korrekten Isolation der Treg's und zur Bestimmung der Reinheit wird eine FACS-Analyse der isolierten Zellen durchgeführt (siehe Abschnitt Intrazelluläre Foxp3 Färbung).

Materialien und Methoden

3.2.5 Gewinnung autologer Feederzellen

Als autologe Feederzellen werden die $CD4^-$ Zellen der LS-Säule aus der Isolierung $CD4^+$ $CD25^{high}$ regulatorischer T-Zellen benutzt. Zu diesem Zweck wird die LS-Säule aus dem QuadroMACSTM Separator genommen und auf ein 15 ml Tube gesetzt. Mit 5 ml MACS-Puffer werden dann die $CD4^-$ Zellen unter Einsatz des Stempels eluiert. Diese werden bei 1300 rpm und RT für 10 min zentrifugiert, der Überstand dekantiert und das Pellet in 1 ml IL2 - Medium resuspendiert. Anschließend wird die Zellzahl unter Verwendung von einer 1:10 verdünnten Trypanblaulösung in einer Neubauer-Zählkammer bestimmt. Für die Zellzählung wird eine 1:20 Verdünnung der Zellsuspension mit Trypanblau hergestellt. Die Zellzahl ermittelte sich aus den Formeln

$(MW_{4\ Quadraten} = gezählte\ Zellzahl)\ x\ Verdünnungsfaktor\ (20)\ x\ 10^4\ /\ ml = Zellzahl\ /\ ml$

Um zu gewährleisten, dass die autologen Feederzellen lediglich die anderen Zellen zur Proliferation anregen ohne sich selbst zu teilen, werden sie zusätzlich radioaktiv bestrahlt. Dazu werden die $CD4^-$ Zellen mit IL2 - Medium auf eine Zellzahl von $1*10^6$ Zellen/ ml (γ $1*10^5$ Zellen/ 100 µL) eingestellt und auf Eis 677 sec bei 30 Gy in dem Bestrahlungsgerät IBL 437C der Firma Isotopen Diagnostik Cis bestrahlt.

3.2.6 Generierung von Stimulator- bzw. allogenen Feederzellen

Aus 50 ml Citratblut werden CD3-depletierte PBMC´s nach einem standardisierten Protokoll über Dichtegradienten-Zentrifugation isoliert und aufgearbeitet.

50 ml Citratblut werden mit 2,5 ml Human CD3 Depletion Cocktail RosetteSep (50µl Rosette-Sep/ml Vollblut) der Firma Cellsystem versetzt, 20 min bei RT inkubiert und anschließend mit 50 ml sterilem PBS verdünnt. Dann werden 15 ml Ficoll mit jeweils 30 ml dieses PBS-verdünnten Blutes überschichtet und bei 900 g, RT, ohne Bremse und Anfahrtsgeschwindigkeit über 20 min zentrifugiert. Nach der Zentrifugation werden die Zellen der Interphase mit einer Transferpipette in ein sauberes Falcontube überführt und mit sterilem PBS auf 50 ml aufgefüllt. Diese Zellsuspension wird erneut bei 300 g, RT, Bremse Stufe 5 für 10 min zentrifugiert. Dieser Waschgang wird noch einmal wiederholt, um restliches Ficoll zu entfer-

Materialien und Methoden

nen. Nach dem Waschen werden die Zellen in einer adäquaten Menge Komplettmedium aufgenommen und die Zellzahl unter Verwendung von einer 1:10 verdünnten Trypanlösung in einer Neubauer-Zählkammer bestimmt.
Für die Zellzählung wurde eine 1:20 Verdünnung der Zellsuspension mit Trypanblau hergestellt. Die Zellzahl ermittelte sich aus den Formeln

$(MW_{4\,Quadraten} = gezählte\ Zellzahl)\ x\ Verdünnungsfaktor\ (20)\ x\ 10^4\ /\ ml = Zellzahl\ /\ ml$

Um zu gewährleisten, dass die allogenen Feederzellen lediglich die anderen Zellen zur Proliferation anregen ohne sich selbst zu teilen, werden sie zusätzlich radioaktiv bestrahlt. Dazu werden die $CD4^-$ Zellen mit IL2 - Medium auf eine Zellzahl von $1\ x\ 10^6$ Zellen/ ml (γ 1 x 10^5 Zellen/ 100 µL) eingestellt und auf Eis 677 sec bei 30 Gy in dem Bestrahlungsgerät IBL 437C der Firma Isotopen Diagnostik Cis bestrahlt.

3.2.7 In vitro Expansion von regulatorischen T Zellen

Für alle Expandierungsansätze werden die isolierten $CD4^+CD25^{high}$ T Zellen (Treg's) mit IL2- Medium auf eine Zellzahl von $1\ x\ 10^6$ Zellen / ml eingestellt. Die Kultivierung der regulatorischen T Zellen erfolgte je nach Größe der Zellsuspension in 96, 48, 24 oder 6 well Platten über 21 Tage bei 37 °C und 5 % CO_2.

3.2.7.1 Kultivierung mit Expansion Beads

100 µl $CD4^+CD25^{high}$ T Zellen werden in einem Well einer 96 well Platte (Rundboden) bei 37 °C und 5 % CO_2 über 21 Tage inkubiert. Die Aktivierung der Zellen zur Proliferation erfolgt über CD2-, CD3- und CD28 ExpansionBeads in einem Verhältnis von 4 Beads pro Zelle. Nach 7 und 14 Tagen Kultivierung wird die Zellzahl der expandierten Treg's mit Hilfe von einer 1:10 verdünnten Trypanlösung in einer Neubauer-Zählkammer bestimmt.
Für die Zellzählung wurde eine 1:20 Verdünnung der Zellsuspension mit Trypanblau hergestellt. Die Zellzahl ermittelte sich aus den Formeln

$(MW_{4\,Quadraten} = gezählte\ Zellzahl)\ x\ Verdünnungsfaktor\ (20)\ x\ 10^4\ /\ ml = Zellzahl\ /\ ml$

Materialien und Methoden

Anschließend erfolgt die Reaktivierung mit CD2-, CD3- und CD28 ExpansionBeads in einem Verhältnis von einem Bead pro Zelle. Im restlichen Verlauf der Kultivierung wird je nach Bedarf frisches IL2 - Medium zugegeben bzw. die Kultur in eine größere Kulturplatte umgesetzt.

3.2.7.2 Kultivierung mit autologen Feederzellen

100 µl (1×10^5 Zellen) der isolierten regulatorischen T Zellen werden mit 100 µl (1×10^5 Zellen) autologen Feederzellen bei 37 °C und 5 % CO_2 über 21 Tage inkubiert. An Tag 7 und 14 werden die expandierenden Treg's mit frischen Feederzellen in einem Verhältnis von drei Feederzellen pro $CD4^+CD25^{high}$ Treg reaktiviert. Im restlichen Verlauf der Kultivierung wird je nach Bedarf frisches IL2 - Medium zugegeben bzw. die Kultur in eine größere Kulturplatte umgesetzt.

3.2.7.3 Kultivierung mit autologen Feederzellen und Expansion Beads

100 µl (1×10^5 Zellen) der isolierten regulatorischen T Zellen werden mit 100 µl (1×10^5 Zellen) autologen Feederzellen bei 37 °C und 5 % CO_2 über 21 Tage inkubiert. An Tag 7 erfolgt die Reaktivierung mit CD2-, CD3- und CD28 ExpansionBeads in einem Verhältnis von vier Beads pro Zelle. Eine weitere Reaktivierung findet an Tag 14 mit ExpansionBeads im Verhältnis ein Bead pro Zelle statt. Im restlichen Verlauf der Kultivierung wird je nach Bedarf frisches IL2 - Medium zugegeben bzw. die Kultur in eine größere Kulturplatte umgesetzt.

3.2.7.4 Kultivierung mit allogenen Feederzellen

Die Kultivierung erfolgt analog zu Punkt Kultivierung mit autologen Feederzellen. Allerdings werden hier statt der autologen Feederzellen, allogene Feederzellen eingesetzt.

Materialien und Methoden

3.2.7.5 Kultivierung mit allogenen Feederzellen und ExpansionBeads

Die Kultivierung erfolgt analog zu Punkt Kultivierung mit autologen Feederzellen und Expansion Beads. Allerdings werden hier statt der autologen Feederzellen, allogene Feederzellen eingesetzt.

3.2.7.6 Kultivierung isolierter $CD4^+CD25^{high}$ T Zellen mit Rapamycin

Die Kultivierung der isolierten regulatorischen $CD4^+CD25^{high}$ T Zellen erfolgt analog der in Abschnitt 3.2.7.1 bis 1.1.1.1 beschriebenen Expansionsprotokollen. Zusätzlich wird in jede Expansionskultur Rapamycin mit einer Konzentration von 100 nM hinzugesetzt.

3.2.8 FACS Analysen

3.2.8.1 Färbung von Oberflächenmarkern

3.2.8.1.1 Oberflächenfärbung für die FACS-Analyse im Proliferationsassay

Um die Proliferation der CFSE-markierten Responder T Zellen nach 6 Tagen Stimulation im Proliferationsassay zu untersuchen, werden die Zellen aus der entsprechenden MLR mit 1 ml kaltem PBS gewaschen und 8 min bei 4 °C und 340 g zentrifugiert. Die Überstände werden dekantiert und die Zellen in je 100 µl PBS resuspendiert. Nun erfolgt die Oberflächenfärbung mit 10 µl CD4 APC und 10 µl CD8 PE für 20 min bei 4 °C im Dunkeln. Anschließend werden die Zellen mit 1 ml Waschpuffer gewaschen und 8 min bei 4 °C und 340 g zentrifugiert. Die Überstände werden dekantiert und die Zellen in je 100 µl FACS-Puffer resuspendiert. Die resuspendierten Zellen können nun für die FACS-Analyse (Beispiel siehe Abbildung 12) eingesetzt werden.

Materialien und Methoden

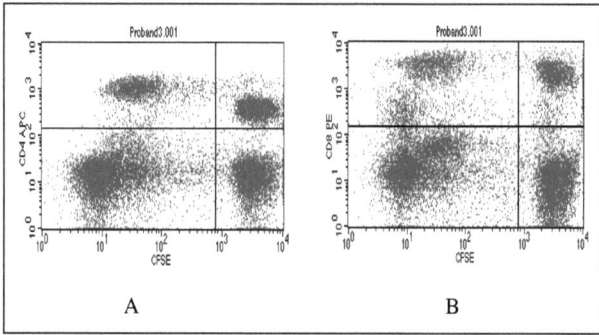

Abbildung 12 *FACS-Analyse der CD4 und CD8 T Zellproliferation*, der obere rechte Quadrant entspricht den nicht proliferierten Zellen und der obere linke Quadrant stellt die Zellen mit Proliferation dar: (A) CD4 T Zellen; (B) CD8 T Zellen

3.2.8.2 Intrazelluläre Foxp3 Färbung

Die intrazelluläre Färbung von Foxp3 erfolgt nach dem standardisierten Protokoll der Firma ebiosciences.

Für die intrazelluläre FoxP3-Färbung werden die Proben mit 1 ml kaltem PBS gewaschen und 8 min bei 4 °C und 340 g zentrifugiert. Die Überstände werden dekantiert und die Zellen in je 100 µl PBS resuspendiert. Nun erfolgt die Oberflächenfärbung mit CD45 PerCP, CD4 APC und CD25PE. Dazu werden 10 µl Antikörper pro Ansatz zugegeben und 20 min bei 4 °C im Dunkeln inkubiert. Nach Inkubation werden die Zellen erneut mit 1 ml kaltem PBS gewaschen und 8 min bei 4 °C und 340 g zentrifugiert. Die Überstände werden verworfen und die Zellen resuspendiert. Anschließend wird je 1 ml Fix/ Perm zugesetzt und 30 min bei 4 °C inkubiert. Zum Ansetzen der Fix/Perm-Lösung wird das Fix/Perm Konzentrat 1:4 mit Diluent Fix/Perm verdünnt.

Im Anschluss an die Inkubation werden die Zellen zuerst mit je 1ml kaltem PBS und dann zweimal mit 1 ml 1 x Permeabilisierungs-Puffer gewaschen und 8 min bei 4 °C und 340 g zentrifugiert. Der 1 x Permeabilisierungs-Puffer wird durch eine 1:10 Verdünnung aus 10 x Permeabilisierungs-Puffer hergestellt. Nach der Zentrifugation wurden die Überstände dekantiert und die Zellen resuspendiert.

Nun erfolgt die FoxP3-Färbung. Hierzu werden 10 µl von Foxp3 FITC Antikörpers pro Ansatz zugegeben und 30 min bei 4 °C inkubiert. Zum Abschluss werden die Zellen noch einmal

Materialien und Methoden

mit je 1 ml 1 x Permeabilisierungs-Puffer gewaschen, 8 min bei 340 g und 4°C zentrifugiert. Die resuspendierten Zellen können nun für die FACS-Analyse eingesetzt werden.

3.2.8.3 Färbung mit pKH-26-Red

Für die Färbung mit pKH-26 wird der PKH26 Red Fluorescent Cell Linker Kit der Firma Sigma verwendet. Es wird nach einem standardisierten Protokoll gearbeitet, welches sich auf 1×10^7 Zellen bezieht und je nach ermittelter Zellzahl hochgerechnet werden muss.
Zu Beginn der Färbung wird der komplette Überstand der Zellen ab zentrifugiert (300 g, 10 min, RT) und die Zellen in 1 ml Diluent C resuspendiert. Anschließend wird der Farbstoff pKH26-Red 1:250 mit Diluent C verdünnt und 1 ml dieser Verdünnung wird auf die Zellen gegeben. Mit der Pipette wird die Zell-Farbstoff-Lösung vermischt und für 5 Minuten inkubiert. Anschließend wird durch die Zugabe von 2 ml Blocking Solution (siehe Elispot, Abschnitt 3.1.5) und einer weiteren Inkubation von einer Minute die Färbung gestoppt. Nun werden 4 ml Medium hinzugegeben und die Zellen in der Zentrifuge (300 g, 10 min, RT) gewaschen. Dieser Waschschritt wird dreimal wiederholt. Dann stehen die Zellen für weiterführende Experimente zur Verfügung.

3.2.9 Mixed Lymphocyte Reaction (MLR)

In der Mixed Lymphocyte Reaction werden Responder PBMC's allogen mit CD3-depletierten Stimulatorzellen stimuliert. Dazu werden 1×10^5 Responderzellen mit 1×10^5 Stimulatorzellen für 6 Tage bei 37 °C und 5 % CO_2 auf einer 96 well Platte (Rundboden) in einem Volumen von 200 µl inkubiert.
Um die isolierten und expandierten $CD4^+CD25^+$ regulatorischen T Zellen hinsichtlich ihres suppressiven Potential zu untersuchen, werden diese in unterschiedlichen Konzentrationen der MLR zugesetzt.

Im Fall der mit ExpansionBeads kultivierten Treg's müssen vor dem Einsatz in der MLR die ExpansionBeads mittels MACSiMAG^{TM} Separator entfernt werden. Dies geschieht nach Protokoll der Firma MiltenyiBiotech.

Materialien und Methoden

Die kultivierten Treg's werden in ein adäquates Falcontube überführt und mit 5 ml MACS Puffer gewaschen (Zentrifugation bei 300 g und RT). Die Resuspendierung erfolgt in 1 ml MACS Puffer bis zu einer Zellzahl von 2×10^7 Zellen. Nun wird das Falcon-Tube mit der Zellsuspension in den MACSiMAG^{TM} Separator gestellt und während einer Wartezeit von ca. 5 min adhärieren die Beads an der Tube-Wand. Die Zellen können im Anschluss mittels einer Pipette in ein sauberes Falcontube überführt werden. Zum Schluss werden die Zellen nochmals bei 300 g und RT zentrifugiert und in Medium aufgenommen. Nach Bestimmung der Zellzahl mittels einer 1:10 verdünnten Trypanlösung in einer Neubauer-Zählkammer und der Einstellung der Zellzahl, können die Treg's in der MLR eingesetzt werden.

3.2.10 Funktionsassays

3.2.10.1 Proliferationsassay (CFSE-Assay)

Vor Versuchsbeginn werden die Responder PBMC's mit dem Lebendfarbstoff CFSE markiert. Dazu wird eine CFSE - Lösung aus 2 µl CFSE Stocklösung und 998 µl PBS benötigt. Nun werden 1 ml Zellsuspension mit einer Zellzahl von bis zu 1×10^7 Zellen mit 1 ml CFSE - Lösung versetzt und für drei Minuten bei RT inkubiert. Nach Ablauf der Inkubationszeit wird mit 2 ml Medium die Färbung gestoppt und die Zellen bei 300 g und RT zentrifugiert. Der Überstand wird verworfen und die Zellen werden in 1 ml Medium resuspendiert.
Die Zellen sind jetzt bereit, in einer MLR allogen stimuliert zu werden. Dazu werden, wie in Abschnitt Mixed Lymphocyte Reaction (MLR) beschrieben (3.2.9), 1×10^5 der CFSE-markierten Responderzellen mit 1×10^5 Stimulatorzellen unter Zugabe von unterschiedlichen Konzentrationen der expandierten Treg's für 6 Tage bei 37 °C und 5 % CO_2 inkubiert.
Nach Ende der Inkubationszeit werden die Zellen der MLR mit einer Oberflächenfärbung von CD8 (PE) und CD4 (APC) für eine FACS-Analyse der Proliferation vorbereitet (siehe Abschnitt Färbung von Oberflächenmarkern - 3.2.8.1.1)

Materialien und Methoden

3.2.10.2 Cytokinassay (CBA)

Der Cytokinassay erfolgt nach 6 Tagen aus dem Überstand der MLR mittels Human Th1/Th2 Cytokine Kit der Firma BD Bioscience. Die Überstände werden in zwei Aliquots a 80 µl in eine 96 well Platte überführt.
20 µl von jedem Überstand werden für die Bestimmung der Cytokinkonzentration eingesetzt und der Rest des Aliquots bzw. das zweite Aliquot werden bei – 80 °C gelagert.
Pro 20 µl Probe werden 4µl von jedem der 6 Capture Beads sowie 20µl Detection Reagent zugegeben. Die Inkubation erfolgt für 3 h bei RT im Dunkeln. Nach der Inkubation werden die Ansätze mit je 400 µl Waschpuffer 5 min bei 300 g und RT gewaschen, die Überstände bis auf ein Restvolumen von 100 µl abgenommen und mit dem FACScalibur von BD Bioscience und der BD^{TM} CBA Software analysiert.
Die Erstellung der Standardkurve für die Berechnung der Cytokinkonzentrationen erfolgt nach dem im Th1/Th2 Kit beigefügten Protokoll.

3.2.10.3 IFNγ - T Zell ELISPOT

Für den T-Zell-ELISPOT wird eine MLR analog zu Punkt 3.2.9 angesetzt. Die Inkubation erfolgt hier jedoch nur 5 Tage, wobei die Ansätze am 4. Tag auf eine mit anti-humanen INFg-Antikörper beschichteten 96-well Multiscreen-Platte der Firma Millipore umgesetzt werden.
Zur Beschichtung dieser Platte werden 30 µg INFγ-Antikörper (Pierce) in 10 ml sterilem PBS gelöst und pro well 100 µl des verdünnten Antikörpers pipettiert. Die Platte wird in Klarsichtfolie über Nacht bei 4°C inkubiert.
Vor Überführung der Stimulationsansätze wird die beschichtete Platte dreimal mit 200 µl/well sterilem PBS gewaschen und mit 200 µl/well „Blocking solution" (steril filtriert) geblockt.
Nach 1 h Inkubation der Blocking Solution bei RT wird die Platte nochmals dreimal mit 200 µl/well sterilem PBS gewaschen. Die Ansätze der MLR können nun auf die beschichtete Multiscreen-Platte mittels einer Mehrkanalpipette überführt werden. Die Platte wird erneut in Klarsichtfolie und Alufolie eingewickelt und über Nacht für weitere 24 h im Brutschrank bei 37°C und 5% CO$_2$ inkubiert. Am darauf folgenden Tag kann unter unsterilen Bedingungen weiter gearbeitet werden. Nach dreimaligem Waschen mit 200 µl/well PBS sowie PBS-Tween werden 100 µl/well des biotinylierten, sekundären, antihumanen INFγ-Antikörpers

Materialien und Methoden

(Pierce) dazugegeben. Hierzu werden 20 µg Sekundär- INFγ-Antikörper in 10 ml PBS-Tween-BSA gelöst. Die Platte wird anschließend in Klarsichtfolie und Alufolie über Nacht bei 4°C inkubiert. Nach Inkubation erfolgt die Visualisierung der INFγ-Spots. Zu diesem Zweck werden 5 µl Streptavidin (Dako) in 10 ml PBS-Tween-BSA gelöst. Nach viermaligem Waschender Platte mit je 200 µl PBS-Tween werden 100 µl/well Streptavidin-Lösung pipettiert und die Platte bei RT über 2 h inkubiert.

Vor Zusatz der Visualisierungslösung wird die Platte nochmals dreimal mit 200 µl/well PBS-Tween sowie 200µl/well PBS gewaschen. Für die Visualisierunglösung werden 24 ml AEC Puffer und 0,8 ml AEC-Lösung in ein Falcontube pipettiert und nach Filtration mit 240 µl H_2O_2 versetzt. Pro well werden dann 200 µL der Visualisierungslösung zugesetzt und die Entwicklung nach ungefähr 1 - 5 min mit Leitungswasser abgestoppt. Nach Trocknung der Membran erfolgte die Spotdetektion mittels des Immunospot® Plate Reader von CTL.

3.2.10.4 IL17 Immunoassay

Der IL17 Immunoassay erfolgt nach 6 Tagen aus dem Überstand der MLR mittels MILLIPLEX HUMAN CYTOKINE / CHEMOKINE KIT der Firma Millipore. Die Überstände der MLR werden in zwei Aliquots a 80 µl in eine 96 well Platte überführt.
25 µL von jedem Überstand werden für die Bestimmung der Cytokinkonzentration eingesetzt und der Rest der Aliquots werden bei – 80 °C gelagert.
Der IL17 Immunoassay wird nach der beigelegten Anleitung der Firma Millipore durchgeführt.
Dazu werden alle Reagenzien und Proben auf Raumtemperatur gebracht. Anschließend erfolgt die Vorbereitung der Antikörperbeads, der Qualitätskontrollen und der Standards. Die Antikörperbeads werden für 30 Sekunden im Ultraschallbad behandelt und 1 Minute gevortext. 60 µl dieser Antikörperbeads werden dann in die Mixing Bottle überführt und mit Bead Diluent auf 3 ml aufgefüllt. Zur Vorbereitung der Qualitätskontrollen 1 und 2 werden 250 µl Aqua dest. zugegeben, gevortext und die Tubes der Kontrollen für 5 bis 10 Minuten stehen gelassen. Anschließend werden die Kontrollen in 500 µl Eppis übertragen.
Nun erfolgt die Vorbereitung der Standards. Der im Kit enthaltende Standard wird mit 250 µl Aqua dest. versetzt (Top-Standard=10000 pg/ml). Es wird für 10 Sekunden gevortext und das Tube für 5 bis 10 Minuten stehen gelassen. Anschließend wird der Topstandard in ein 500 µl Eppi überführt. 6 weitere Eppis werden mit 2000, 400, 80 und 3,2pg/ml sowie 0 pg/ml be-

Materialien und Methoden

schriftet und mit 200 µl Assay Puffer gefüllt. Nun werden 50 µl des Topstandards in das 2000 pg/ml Eppi gegeben und eine Verdünnungsreihe des Standards erstellt.
Nach diesen Vorbereitungen kann der IL17 Immunoassay angesetzt werden. Dazu werden in jedes Well der beiliegenden 96 well Platte 200 µl Assay Puffer gegeben und die Platte für 10 Minuten bei RT geschüttelt. Anschließend wird der Puffer entfernt und folgende Reagenzien in die Platte pipettiert:

1. 25 µl von jedem Standard und jeder Kontrolle in die entsprechenden Wells.
2. 25 µl Assay Puffer in die Proben-Wells.
3. 25 µl Medium zu Standards und Kontrollen.
4. 25 µl Probe in die entsprechenden Wells.

Nun wird die Mixing Bottle noch einmal gevortext. 25 µl der Antikörper-Bead-Lösung werden in jedes Well pipettiert. Danach wird die Platte gut verpackt und über Nacht bei 4 °C (zur Erhöhung der Sensitivität) auf einem Schüttler inkubiert.
Am nächsten Tag werden die Flüssigkeiten aus der Platte entfernt und die Wells zweimal mit 200 µl/well Waschpuffer gewaschen. Danach werden 25 µl Detection-Antikörper pro Well pipettiert und bei Raumtemperatur inkubiert. Nach einer Stunde werden 25 µl Streptavidin-PE pro Well hinzu gegeben und für weitere 30 Minuten bei RT und auf einem Schüttler inkubiert. Im Anschluss werden alle Lösungen aus der Platte entfernt und die Platte zweimal mit 200 µl/well Waschpuffer gewaschen. Zum Schluss werden 150 µl Sheath Fluid pro Well pipettiert und die Beads für 5 Minuten auf einem Schüttler resuspendiert.
Die Analyse der Proben erfolgt am Luminex Gerät.

3.2.11 DNA-Demethylierungsanalyse

Für die DNA-Demethylierungsanalyse werden die Proben vorab mit dem QIAmpDNA Micro Kit von Qiagen nach dem vorgeschriebenen Protokoll aufgearbeitet. Nach dem Auftauen der Proben wird das Volumen der Proben bestimmt und mittels ATL-Puffer auf 100 µl aufgefüllt. Dann erfolgt die Zugabe von 10 µl Proteinase K und 100 µl AL-Puffer. Die Ansätze werden 10 min bei 56 °C in einem Thermomixer inkubiert und nach kurzem Anzentrifugieren mit 50 µl Ethanol (96%) versetzt. Es folgt eine Inkubation von 3 min bei RT.

Nach Ablauf der Inkubationszeit werden die Proben erneut anzentrifugiert und anschließend auf eine QIAmp MiniElute Säule überführt. Die Säule wird 1 min bei 8000 rpm und RT zentrifugiert und in ein neues Collection Tube umgesetzt. Nach Zugabe von 500 µl AW1-Puffer wird erneut 1 min bei 8000 rpm und RT zentrifugiert sowie die Säule in ein neues Collection Tube platziert. Dieser Schritt wird mit 500 µl AW2-Puffer wiederholt. Um die Membran zu trocknen, wird nach dem Umsetzen der Säule in ein neues Tube, 3 min bei 14.000 rpm und RT zentrifugiert. Es folgt nun die Elution der isolierten DNA. Dazu wird die getrocknete Säule in ein 1,5 ml Eppendorftubes platziert. Auf die Säule werden 30 µl AE-Puffer gegeben und nach einer Inkubationszeit von 5 min bei RT wird 1 min bei 14.000 rpm und RT zentrifugiert. Dieser Schritt der DNA-Elution wird ein zweites Mal durchgeführt.

Die aufgereinigten Proben wurden anschließend für die weitere Analyse an die AG Sawitzki des Instituts für Med.Immunologie oder an die Firma Epiontis übergeben, die mittels RTQ-PCR das Demethylierungsmuster der Proben-DNA untersuchten.

4 Ergebnisse

4.1 Vorversuche

4.1.1 Etablierung der intrazellulären Foxp3 FACS-Analyse

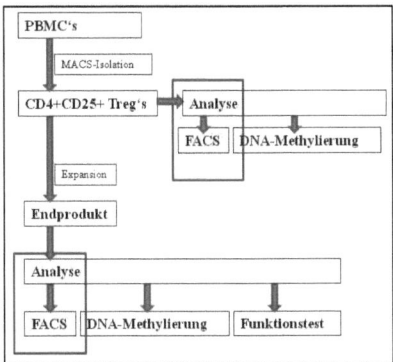

Abbildung 13 *Übersicht der Versuchsdurchführung*;
markiert sind die Zeitpunkte der FACS-Analyse

Foxp3 stellt einen wichtigen Marker der $CD4^+CD25^+$ regulatorischen Zellen dar (siehe Abschnitt 1.5). Dafür war es wichtig eine entsprechende Foxp3 Färbung für eine FACS-Analyse der isolierten bzw. expandierten $CD4^+CD25^+$ regulatorischen T Zellen zu etablieren, da zum Zeitpunkt des Beginns dieser Arbeit noch keine gut etablierte Methode für die Foxp3 Färbung im humanen System zur Verfügung stand.

Zu diesem Zweck wurden zwei verschiedene Klone des Foxp3 Antikörper (hFoxy und PCH101) der Firma ebioscience getestet.

Die Tests mit Klon hFoxy erbrachten ein negatives Ergebnis. Dieser Antikörper war für eine detaillierte Foxp3 Färbung nicht geeignet, denn wie in Abbildung 14 zu sehen ist, stellte sich die Färbung mit diesem AK als sehr unspezifisch dar. Alle $CD4^+$ sowie $CD8^+$ T Zellen wurden als Foxp3 positiv identifiziert (Abbildung 14).

Ergebnisse

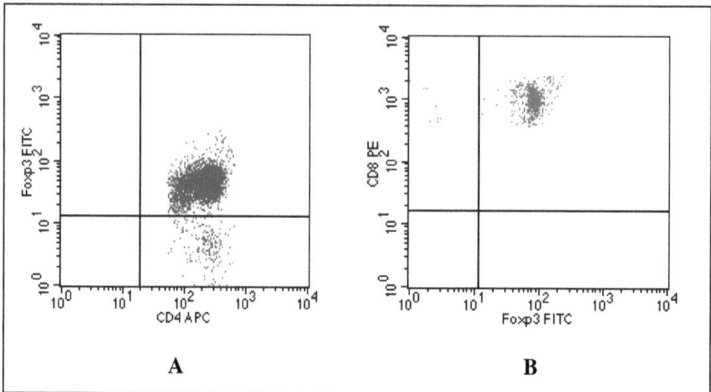

Abbildung 14 *Foxp3-FACS-Analyse mit Klon hFoxy*: Die Analyse der Daten zeigte eine sehr unspezifische Färbung der T Zellen: (A) CD4$^+$ T Zellen, (B) CD8$^+$ T Zellen

Da es sich jedoch um Zellen gesunder Probanden handelte und nur nTreg's eine kontinuierliche bzw. die T_{eff} Zellen eine transiente Foxp3-Expression aufweisen, würde dieses Ergebnis für eine totale Aktivierung der T Zellpopulationen sprechen. Dies kann jedoch nicht der Realität entsprechen, da die Zellen des Probanden nicht stimuliert wurden. Aufgrund dieser Ergebnisse wurde der Klon des Foxp3-Antikörpers gewechselt.

Die Tests mit Klon PCH101 dagegen zeigten, dass dieser Klon sehr gut für eine Analyse der CD4$^+$CD25$^+$Foxp3$^+$ Treg's geeignet war und für die weiteren Analysen eingesetzt wurde. Abbildung 15 zeigt ein Beispiel für eine Foxp3 Färbung mit Klon PCH101.

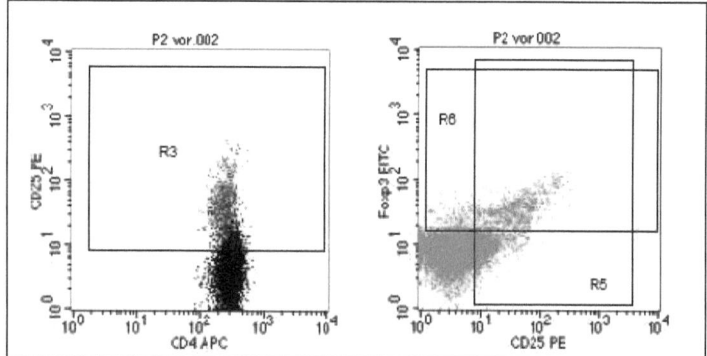

Abbildung 15 *Foxp3-FACS-Analyse mit Klon PCH101;* die Auswertungen dieser FACS-Färbungen präsentieren eine spezifischere Färbung von Foxp3 und zeigen, dass die Foxp3$^+$ Population hauptsächlich innerhalb der CD4$^+$CD25$^+$ T Zellen zu finden sind

Ergebnisse

Hier konnten durchschnittlich 2,4 % Foxp3⁺ T Zellen innerhalb der PBMC's detektiert werden. Die Hauptpopulation wurde dabei gleichzeitig als CD4⁺CD25⁺ identifiziert und stellt die regulatorischen T Zellen dar. Weitere Population, wie CD4⁺CD25⁺ Foxp3⁻, CD4⁺CD25⁻ Foxp3⁻ konnten ebenfalls detektiert werden.

4.1.2 Etablierung der Funktionsteste

In der Literatur sind zahlreiche Funktionsteste zum Nachweis und zur Detektion der suppressorischen Aktivitäten von regulatorischen T Zellen zu finden. Leider zeigen, die meisten dieser publizierten Ergebnisse nur die Suppression der Treg's auf die CD4⁺ T Zellpopulation, da in diesen Versuchen als Responderzellen nur CD4⁺CD25⁻ T Zellen eingesetzt wurden. Wir möchten die regulatorischen T Zellen jedoch später in der klinischen Therapie einsetzen und somit ist es wichtig, ihre Effekte auf die Alloreaktivität zu testen. Dies beinhaltet die Untersuchung der Suppressivität auf alle T Zell Subtypen, wie z.b. CD4⁺/CD8⁺ T Zelle, naive T Zellen, Effektor- und Memory T Zellen. Als Responderzellen wurden daher in den Funktionstesten dieser Arbeit PBMC's verwendet, da diese das gesamte Repertoire der Immunzellen wiederspiegeln. In der Literatur sind jedoch dazu keine effektiven Methoden veröffentlicht, sodass es zu Beginn dieser Arbeit nötig war, geeignete Funktionsteste für die Analyse der immunregulatorischen Effekte der Treg's auf die Alloreaktivität im humanen System zu etablieren.

Zu den Funktionstesten gehören ein auf CFSE-basierendes Proliferationsassay, ein Cytokinassay und ein IFNγ-Elispot. Im Proliferationsassay wurden die Responderzellen mit CFSE markiert und konnten anhand einer FACS-Analyse hinsichtlich ihrer CD4⁺ und CD8⁺ Proliferation untersucht werden. Im Cytokinassay wurde das sekretierte Th1/Th2-Cytokinprofil der Responderzellen untersucht. Dies beinhaltete die 6 Cytokine IFNγ, TNFα, IL10, IL5, IL4 und IL2. Von besonderem Interesse waren dabei IFNγ und IL10.

Um unterscheiden zu können, ob nur einzelne Zellen mehr IFNγ sekretieren oder ob mehr Zellen dieses Cytokin in den Kulturüberstand abgeben, wurde zusätzlich ein IFNγ-Elispot durchgeführt. Im Elispot ist es möglich, die Zahl der IFNγ-produzierenden Zellen zu detektieren.

Die einzelnen Etablierungsschritte für die Funktionsteste sollen nun in den nächsten Abschnitten etwas deutlicher aufgezeigt werden.

Ergebnisse

4.1.2.1 Proliferationsassay

Um einen geeigneten Zeitpunkt für die Analyse der T Zellproliferation nach allogener Stimulation zu finden, wurden einige Kinetiken erstellt. Die Responderzellen wurden dazu unterschiedlich lange bzw. mit unterschiedlichen Zellzahlen des Stimulators aktiviert. In der ersten Kinetik wurden 1×10^5 Responderzellen mit 1×10^5 Stimulatorzellen in einer MLR für 1, 5, 6 und 7 Tage stimuliert und anschließend im FACS hinsichtlich der CD4 und CD8 T Zellproliferation untersucht. In Abbildung 16 sind die Ergebnisse dieser Kinetik graphisch dargestellt. Nach 5 Tagen zeigten die $CD8^+$ T Zellen und nach 6 Tagen die $CD4^+$ T Zellen eine deutliche Proliferation. Somit ist es möglich, die Proliferation der T Zellen nach 6 Tagen zu detektieren. Daher wurde eine Stimulationszeit von 6 Tagen für alle weiteren Proliferationsassays gewählt.

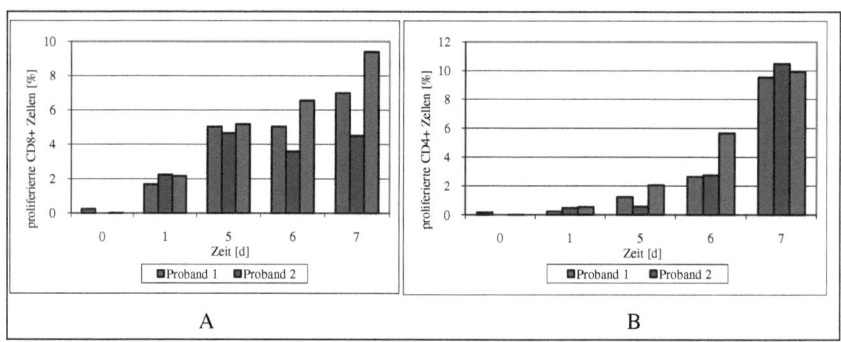

Abbildung 16 *Proliferationskinetik I*, gezeigt sind die Ergebnisse von zwei Probanden (n=3), die Responderzellen dieser Probanden wurden mit konstanter Stimulatorzellzahl versetzt und zu unterschiedlichen Zeitpunkten hinsichtlich ihrer T Zellproliferation analysiert: (A) Proliferation der $CD8+$ T Zellen; (B) Proliferation der $CD4+$ T Zellen

In einer zweiten Kinetik wurde der Einfluss von unterschiedlichen Stimulatorzellzahlen untersucht. Dafür wurden 1×10^5 Responderzellen mit 1×10^5, 2×10^5 und 3×10^5 Stimulatorzellen in einer MLR stimuliert. Die Resultate (Abbildung 17) zeigen, dass eine Stimulatorzellzahl von 1×10^5 Zellen am optimalsten für die Detektion der T Zellproliferation ist. Bei höheren Zellzahlen des Stimulators kommt es im Fall der $CD4^+$ T Zellen zu einer 50%igen Abnahme der Proliferation.

Nach Abschluss der Kinetiken, wurden die folgenden Versuche innerhalb des Proliferationsassays mit einer Stimulatorzellzahl von 1×10^5 und einer Stimulationszeit von 6 Tagen durchgeführt.

Ergebnisse

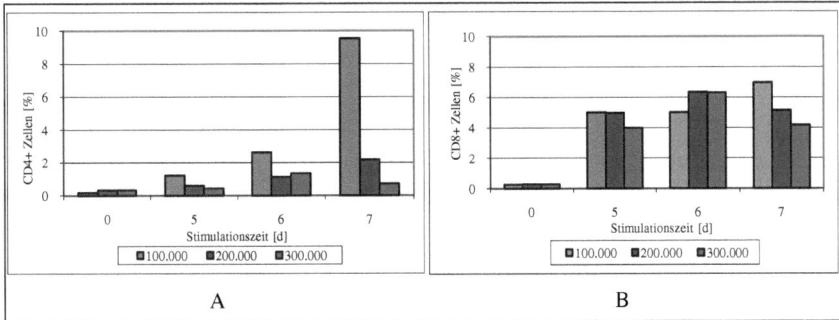

Abbildung 17 *Proliferationskinetik II - Einfluss unterschiedlicher Stimulatorzellzahlen;* gezeigt ist das Ergebnis am Beispiel von einem Probanden (n=3), deren Responderzellen mit unterschiedlichen Zellzahlen des Stimulators versetzt wurden und nach 6 Tagen hinsichtlich ihrer T Zellproliferation untersucht wurden: (A) Proliferation der CD4+ T Zellen; (B) Proliferation der CD8+ T Zellen

4.1.2.2 Cytokinassay

Um auch hier einen geeigneten Zeitpunkt für die Analyse der Cytokinsekretion nach allogener Stimulation zu finden, wurden Kinetiken erstellt, die den optimalen Zeitpunkt für die Detektion zeigen sollten. Die Responderzellen wurden dazu unterschiedlich lange bzw. mit unterschiedlichen Zellzahlen des Stimulators analog zum Proliferationsassay aktiviert.

In der ersten Kinetik wurden 1×10^5 Responderzellen mit 1×10^5 Stimulatorzellen in einer MLR für 1, 5, 6 und 7 Tage stimuliert und anschließend die Überstände der einzelnen MLR hinsichtlich ihrer Cytokinzusammensetzung analysiert.

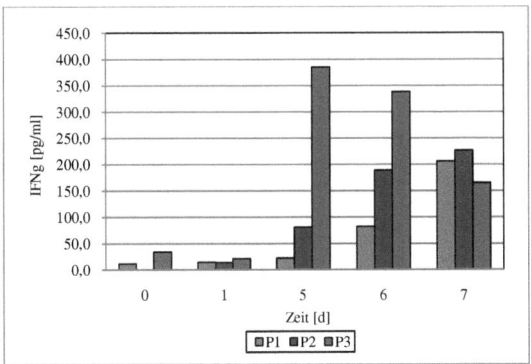

Abbildung 18 *Kinetik I der IFNγ Sekretion*, gezeigt ist die zeitliche Kinetik der IFNγ-Sekretion bei allogener Stimulation der Responderzellen von 3 Probanden (P1-P3), an Tag5/6 ist eine deutliche IFNγ-Produktion zu

Ergebnisse

Wie bereits im Proliferationsassay gezeigt, weisen die Responderzellen nach 5 bis 6 Tagen eine deutliche Proliferation. Dies ist nun auch in der Cytokinsekretion zu erkennen. Nach 5-6 Tagen ist IFNγ deutlich zu detektieren (Abbildung 18). Proband 3 hat sein Maximum bereits am Tag 5 erreicht, wobei Proband 1 und 2 etwas länger brauchten und an Tag 6 und 7 immer noch eine Zunahme der IFNγ Konzentration zeigten. Für die weiteren Cytokinassay wurde eine Stimulationszeit von 6 Tagen gewählt und anschließend wurden die Überstände der MLR gesammelt und ihr Cytokingehalt mittels des humane n Th1/Th2 Kits von BD Biosciences bestimmt.

Neben IFNγ wurden folgende Th1/Th2 Cytokine im MLR-Überstand analysiert: TNFα, IL10, IL5, IL4 und IL2. Abbildung 19 zeigt die Kinetiken dieser Cytokine.

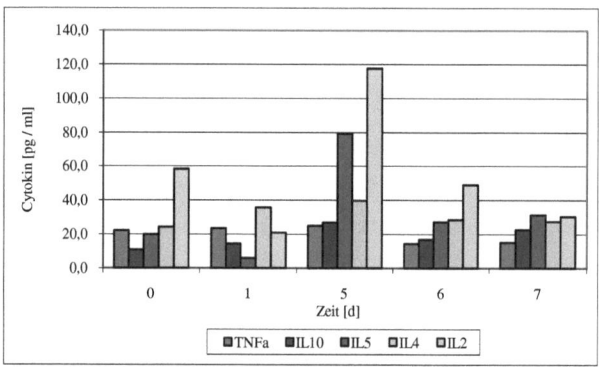

Abbildung 19 *Kinetiken der Cytokinsekretion von TNFα, IL10, IL5, IL4 und IL2* bei allogener Stimulation von Responderzellen über einen Zeitraum von 7 Tagen, gezeigt sind die Resultate am Beispiel von einem Probanden für n=3

In einer zweiten Kinetik wurde der Einfluss von unterschiedlichen Stimulatorzellzahlen untersucht. Dafür wurden 1 x 10^5 Responderzellen mit 1 x 10^5, 2 x 10^5 und 3 x 10^5 Stimulatorzellen in einer MLR eingesetzt. Abbildung 20 zeigt, dass an Tag 6 keine wesentlichen Unterschiede in der IFNγ Sekretion zwischen den einzelnen Ansätzen mit unterschiedlichen Stimulatorzellzahlen zu bestimmen waren. An Tag sieben weist die MLR mit der niedrigsten Stimulatorzahl die höchste IFNγ Konzentration auf.

Aufgrund dieser Resultate wurde für die weiteren Cytokinassays eine Stimulatorzellzahl von 1 x 10^5 mit einem Stimulationszeitraum von 6 Tagen gewählt.

Ergebnisse

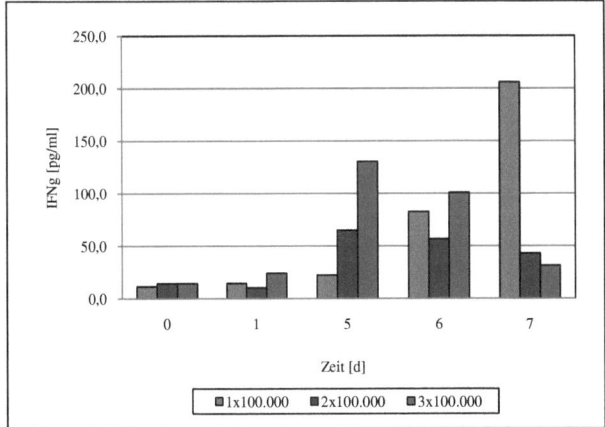

Abbildung 20 *Kinetik II der IFNγ Produktion*, dargestellt ist die IFNγ-Sekretion von einem Probanden (n=3) bei allogener Stimulation über einen Zeitraum von 7 Tagen mit unterschiedlichen Zellzahlen (100.000, 200.000 und 300.000) des Stimulators

4.1.2.3 IFNγ T Zell ELISPOT

Im Cytokinassay haben wir die Gesamtheit der IFNγ-Sekretion in den Kulturüberstand untersucht, konnten dabei jedoch keine Aussage darüber treffen wie viele Zellen IFNγ produzieren. Es war nicht möglich eine Aussage zu treffen, ob die aktivierten T Zellen mehr IFNγ-produzieren oder ob eine erhöhte oder erniedrigte Anzahl an Zellen IFNγ an das Medium abgibt. Aus diesem Grund wurde der Elispot als dritter Funktionstest hinzu gezogen. Hier werden die IFNγ-Produzenten direkt detektiert.

Da die Versuche mit regulatorischen T Zellen zur Alloreaktivität mit Zellen von gesunden, freiwilligen Probanden durchgeführt wurden, war es notwendig den üblichen 24 h Elispot, der zum Nachweis von IFNγ-produzierenden Memory T Zellen genutzt wird, zu optimieren. Mit Responderzellen dieser Probanden war es nach einer Stimulationszeit von 24h nicht möglich IFNγ Spots zu detektieren. Nur ein Proband (P3) stellt in diesem Fall eine sehr seltene Ausnahme dar, wobei es sich bei seiner IFNγ Antwort im Elispot auch um eine Kreuzreaktion handeln kann. Alle weiteren Probanden zeigten keine signifikanten Immunantworten (Abbildung 21A). Aus diesem Grund wurde die Stimulationszeit auf 5 Tage erweitert, um Memory-T Zellen zu generieren. Abbildung 21B zeigt die Resultate dieses Elispots.

Ergebnisse

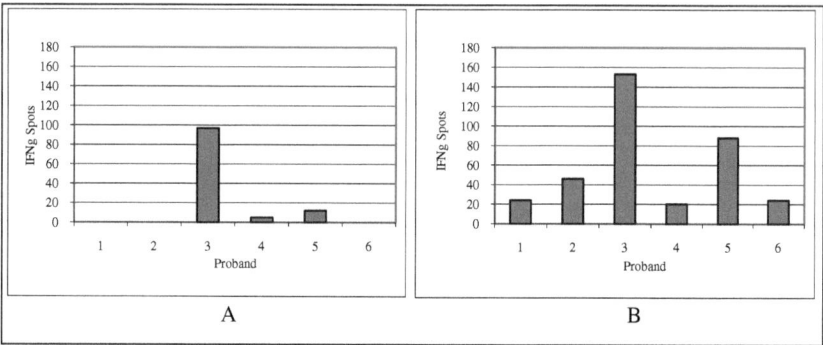

Abbildung 21 *Ergebnisse Elispot nach 24 h (A) und 5 d (B) Stimulation*, ein IFNγ Spot entspricht einer IFNγ-sekretierenden Zellen

4.1.3 Effekte der Treg-Abreicherung auf die Alloreaktivität

Innerhalb dieser Versuchsreihe sollte gezeigt werden, ob die regulatorischen T Zellen, die in den Responder-PBMC enthalten sind, bereits einen Effekt auf die Alloreaktivität haben. Dazu wurden diese $CD4^+CD25^{high}$ regulatorischen T Zellen mittels Depletion aus der Responderzellpopulation entfernt. Die depletierten Responderzellen müssten eine höhere Alloreaktivität in den einzelnen Funktionsassays aufweisen, als nicht depletierte Responderzellen. Die Resultate sind in den folgenden Abschnitten dargestellt.

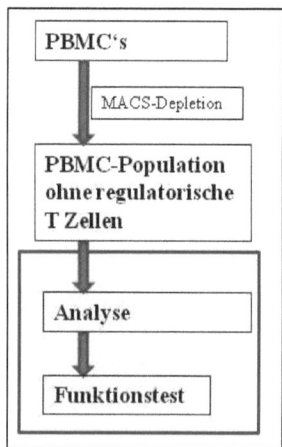

Abbildung 22

Ergebnisse

4.1.3.1 Proliferationsassay (CFSE)

Im Proliferationsassay konnte im Fall der CD4$^+$ T Zellen (Abbildung 23A) bei 2 von 5 Probanden eine Erhöhung der Proliferation nach CD25^{++} Depletion festgestellt werden. Bei den anderen 3 Probanden wurde der gegenteilige Effekt sichtbar. Im Fall der CD8$^+$ T Zellen (Abbildung 23B) zeigten 4 Probanden (80%) eine Zunahme der Proliferation.

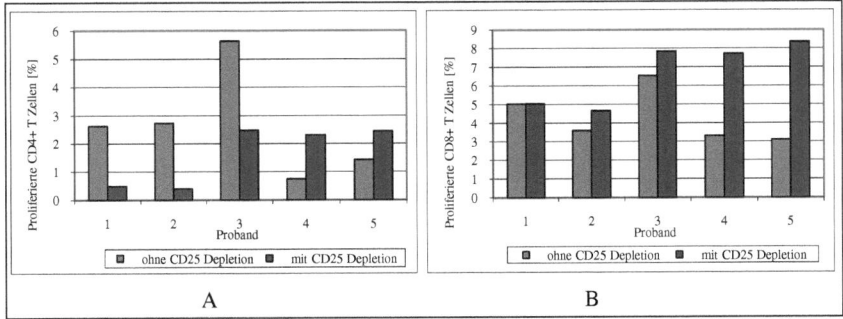

Abbildung 23 *Vergleich der proliferativen Alloreaktivität*, gezeigt ist die CD4$^+$ und CD8$^+$ T Zellproliferation ohne Depletion der CD25^{high} T Zellen im Vergleich zu Zellen mit Depletion der Treg's von 5 Probanden; (A) CD4+ und (B) CD8+ T Zellen

4.1.3.2 Cytokinassay (CBA)

Die Ergebnisse der IFNγ Analyse im Überstand der MLR bestätigten die Ergebnisse des Proliferationsassay. Die gleichen Probanden, die eine Zunahme der CD4$^+$ und CD8$^+$ Proliferation aufwiesen, zeigten eine Steigerung in der IFNγ Produktion. In Abbildung 24 sind die Resultate für die IFNγ Analyse dargestellt.

Ergebnisse

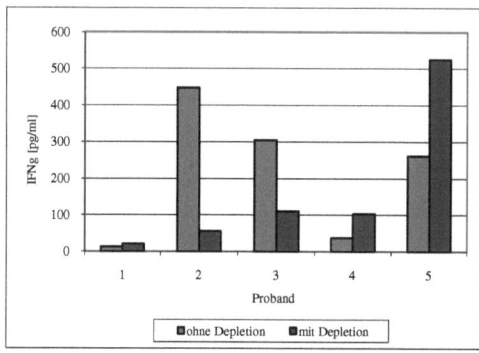

Abbildung 24 *Effekte der CD25^{high} Depletion auf die IFNγ Sekretion,* dargestellt sind die Ergebnisse anhand von 5 Probanden, die identisch mit denen des Proliferationsassays sind

4.1.3.3 IFNγ Elispot

Die Ergebnisse (Abbildung 25) des IFNγ Elispots zeigten die gleichen Ergebnisse und bestätigten die aus Proliferationsassay und Cytokinassay. Proband 4 und 5 zeigten nach Depletion der CD25^{high} T Zellen, der regulatorischen T Zellen eine Zunahme in der Alloreaktivität. Proband 2 und 3 zeigen den gegenteiligen Effekt, was mit der gleichzeitigen Depletion von CD25$^+$ Effektorzellen zusammen hängen könnte.

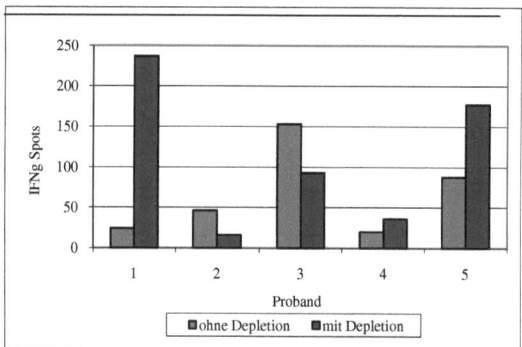

Abbildung 25 *Ergebnisse des IFNγ Elispot nach Abreicherung der CD25^{high} T Zellen*, dargestellt an den 5 Probanden von Proliferations- und Cytokinassay. Die gleichen Probanden aus CFSE-Assay und Cytokinassay zeigen auch hier eine Suppression der IFNγ-sekretierenden Zellen nach Depletion der regulatorischen T Zellen

Abschließend kann zu den Versuchen der CD25^{high} Depletion gesagt werden, dass die damit depletierten CD4$^+$CD25^{high} regulatorischen T Zellen einen Einfluss auf die Alloreaktivität, d.h. auf die Proliferation und die IFNγ-Produktion der T Zellen haben.

4.2 Etablierung und Verbesserung der Treg-Isolation

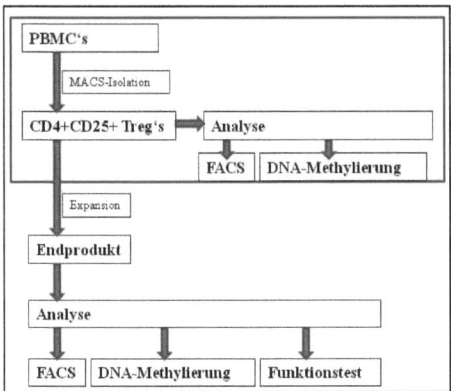

Abbildung 26 *Versuchsablauf*, markiert ist die in diesem Abschnitt behandelte Isolierung der CD4$^+$CD25$^+$ Treg's

Zu Beginn der Treg-Isolation wurden die PBMC's aus 150 ml Vollblut von gesunden Probanden mittels Ficoll-Dichtegradienten präpariert. Aus den gewonnenen PBMC's wurden die CD4$^+$CD25^{high} regulatorischen T Zellen mit dem *CD4$^+$CD25$^+$ regulatory T cell Isolation Kit* der *Firma Miltenyi* isoliert. Mit dem dazu gehörigen Protokoll traten jedoch einige Probleme bezüglich der Reinheit der isolierten Treg's auf. Es wurden nur Reinheiten von 30-60 % erreicht (Abbildung 27). Da dies innerhalb der anschließenden Expansion der regulatorischen T Zellen zur gleichzeitigen bzw. vermehrten Expansion von T$_{eff}$ Zellen und in den Suppressionsassays zu einer verminderten Suppressivität führen kann, wurden einige Optimierungen innerhalb des Miltenyi-Protokolls vorgenommen.

Ergebnisse

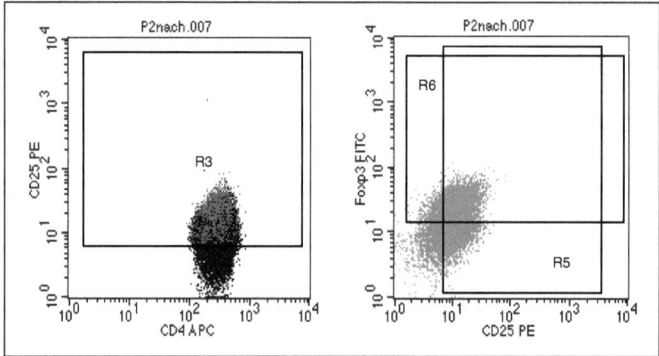

Abbildung 27 *Isolation der CD4⁺CD25^{high} T Zellen nach Miltenyi-Protokoll*, gezeigt sind hier die Ergebnisse der FACS-Analyse der isolierten regulatorischen T Zellen von Proband 2. Neben den CD4⁺CD25⁺Foxp3⁺ Treg's ist eine deutliche Population an CD25⁻ T Zellen, potentiellen Effektorzellen nach Aktivierung zu erkennen.

Im ersten Isolationsschritt, der Isolation der CD4⁺ T Zellen, wurde der Säulentyp von einer LD Säule auf eine LS Säule umgestellt, da dadurch die Ausbeute an isolierten Zellen erhöht werden konnte. Diese Änderung hatte jedoch keinen Einfluss auf die Reinheit der Treg's. Die Effektivität der CD4⁺ T Zell-Isolation konnte somit von ca. 10 % auf ca. 30-40 % gesteigert werden.

Die eigentliche Optimierung erfolgte jedoch im zweiten Isolationsschritt, der Isolation der CD25⁺ T Zellen. Hier wurden im anfänglichen Miltenyi Protokoll 10 µl der CD25 Micro-Beads per 1 x 10^7 Zellen eingesetzt. Eine Reduktion auf 2 µl und der Einsatz einer zweiten nachgeschalteten MS Säule brachte eine deutliche Erhöhung der Reinheit (Abbildung 28). Nach der Isolation war es nun möglich die CD4⁺CD25^{high} Treg's mit einer Reinheit von ca. 90 % zu isolieren. Von diesen CD4⁺CD25⁺ T regulatorischen Zellen waren zusätzlich 80 % Foxp3 positiv. Dies stellt eine Steigerung um 50 % dar.

Mit diesen Optimierungen wurden alle in dieser Arbeit verwendeten Treg's isoliert. Eine weitere Optimierung wurde nicht vorgenommen, da dies zu einer zu geringen Ausbeute führen würde. Bei einem Einsatz von 150 ml Vollblut und den daraus isolierten PBMC's (> 15 x 10^7 Zellen) war es möglich, zwischen 0,3 und 0,6 x 10^6 CD4⁺CD25⁺ regulatorische T Zellen zu isolieren.

Ergebnisse

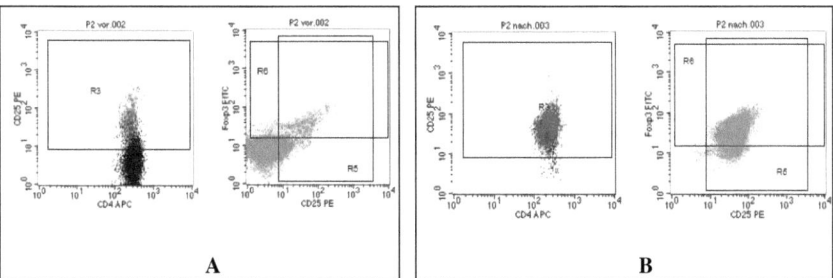

Abbildung 28 *Isolation der CD4⁺CD25^{high} Treg's nach Verbesserung des zweiten Isolationsschrittes* durch Reduktion der CD25 MicroBeads von 10 µl auf 2 µl per 1 x 10^7 Zellen, gezeigt an Proband 2: A Treg-FACS-Analyse vor Isolation, Darstellung der Treg's innerhalb der PBMC's; B CD4⁺CD25⁺Treg's nach Isolation

Um eine größere Menge an CD4⁺CD25⁺ regulatorischen T Zellen zu erhalten, wurde ebenfalls die Isolation der Treg's aus einer 450 ml Vollblutspende von gesunden Spendern untersucht. Auch hier wurden zunächst die PBMC's mittels Ficoll-Dichtegradienten präpariert und die Treg's im Anschluss mittels des optimierten Miltenyi Kits isoliert. Leider konnten aus diesen Isolierungen keine vitalen CD4⁺CD25⁺ regulatorischen T Zellen gewonnen werden. Dies könnte an den im Blutspendebeutel enthaltenden Erythrozyten-Stabilisatoren liegen. Diese müssten vor der Blutspende durch eine Citratlösung ersetzt werden.

Eine spätere Wiederholung dieser Isolation mit vorheriger steriler Entfernung der im Blutspendebeutel enthaltenden Lösung und dem Ersatz durch eine entsprechende Citratlösung (1/10 Citrat, 50 ml/Beutel) zeigte, dass nach einer solchen Optimierung des Spendebeutels eine Isolation vitaler CD4⁺CD25⁺ regulatorischer T Zellen möglich ist. Aus den 450 ml Vollblut war es möglich ca. 1 x 10^6 Treg's zu isolieren.

Zusammenfassend wurde eine modifizierte Isolationsmethode für die CD4⁺CD25^{high} regulatorischen T Zellen basierend auf dem CD4⁺CD25⁺ Isolationskit der Firma Miletnyi etabliert. Die Verbesserungen bestanden in:

1. Austausch einer LD-Säule durch eine LS-Säule zur Erhöhung der Ausbeute
2. Dem Einsatz einer zweiten MS-Säule zur Erhöhung der Reinheit
3. Die Reduktion der CD25 Microbeads im zweiten Isolationsschritt, um eine effektivere Isolation der CD25^{high} Treg's zu gewährleisten.
4. Entfernung der Erythrozytenstabilisatoren aus dem Blutspendebeutel bei Isolationen der Treg's im größeren Maßstab und Ersatz durch eine sterile Citratlösung.

Ergebnisse

Aufgrund dieser Verbesserungen war es möglich CD4$^+$CD25$^+$ regulatorische T Zellen mit einer Ausbeute von 3 x 10^5 bis 6 x 10^5 Zellen aus 150 ml humanen Vollblut zu isolieren. Die Reinheit der CD4$^+$CD25$^+$ T Zellen lag bei ca. 90%, wobei davon ca. 80% Foxp3 positiv waren.

4.3 Kultivierung und Expansion der regulatorischen T Zellen

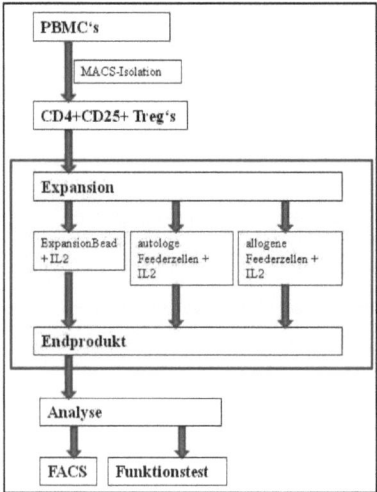

Abbildung 29

Der geringe Prozentsatz an nTreg's im peripheren Blut stellt ein grundlegendes Problem in der Erforschung ihrer phänotypischen und funktionellen Eigenschaften dar. Daher war es notwendig Methoden für die *in vitro* Expansion zu etablieren.

Zu diesem Zweck wurden innerhalb dieser Dissertation und unter meiner Betreuung von Frau Lezim, Diplomandin innerhalb dieses Treg-Projektes, fünf verschiedene Expansionsprotokolle für regulatorische T Zellen getestet und etabliert. Abbildung 30 zeigt die grafische Darstellung der Treg-Expansion über einen Zeitraum von 21 Tagen.

Ergebnisse

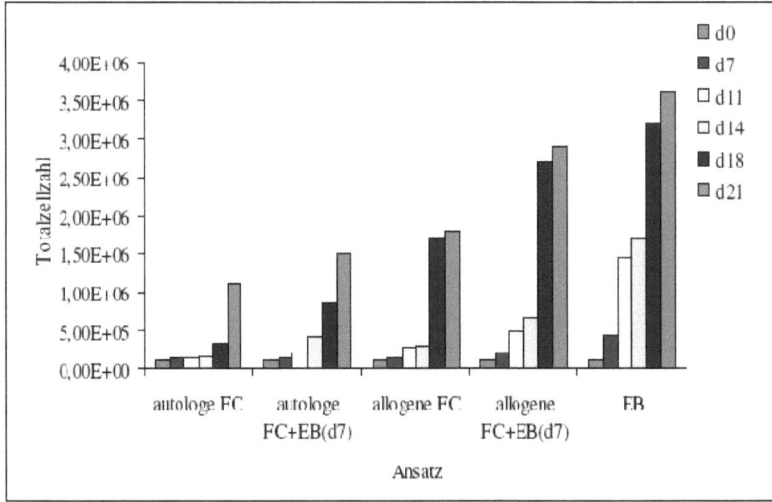

Abbildung 30 *Vergleich der Kulturverläufe unterschiedlich expandierter CD4⁺CD25^{high} T Zellen*, entnommen aus [43] Diplomarbeit von Jana Lezim

Generell ist die Expansion der isolierten CD4⁺CD25^{high} T Zellen mit allen fünf Expansionsmethoden möglich. Jedoch war die Expansionsrate für autologe Feederzellen sehr gering. Die höchste Expansionsrate ist mit der Zugabe von ExpansionBeads zu erreichen. Hier ist es möglich eine Expansion zwischen dem 100 und 380 fachen zu erreichen. Abbildung zeigt den Verlauf verschiedener Kulturen mit ExpansionBeads.

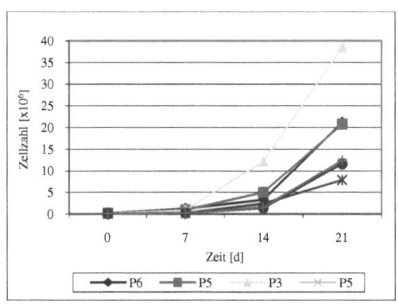 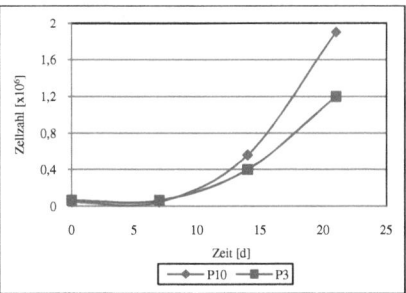

Abbildung 31 *Expansion isolierter CD4⁺CD25^{high} T Zellen mit ExpansionBeads* unterschiedlicher Probanden; P3=männlicher Proband; P2, P5, P6 und P12=weibliche Probanden

Abbildung 32 *Expansion isolierter CD4⁺CD25^{high} T Zellen mit allogenen Feederzellen und ExpansionBeads*; P10=weiblich, P3=männlich

Ergebnisse

Auch durch die Kombination von allogenen Feederzellen und ExpansionBeads (Abbildung 32) konnte eine gute Expansionsrate erzielt werden. Nach einer Kultivierungsdauer von 21 Tagen konnte die eingesetzte Zellpopulation um das 18 bis 41fache expandiert werden.

4.3.1 Effekte der expandierten Treg's auf die Alloreaktivität

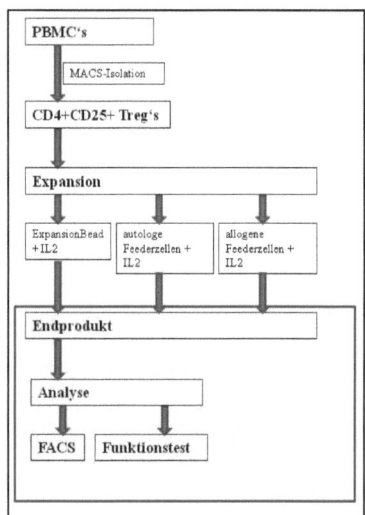

Abbildung 31 *Versuchsablauf*, funktionelle
Analyse der expandierten T Zellen

Um zu untersuchen ob es sich im Fall der expandierten T Zellen um regulatorische T Zellen oder kontaminierende Effektorzellen handelt, wurden diese in einer MLR und den verschiedenen Funktionsassays eingesetzt und hinsichtlich ihrer suppressiven Eigenschaften auf die Alloreaktivität getestet. In den folgenden Abschnitten sind die Resultate der Assays dargestellt.

Ergebnisse

4.3.1.1 Proliferationsassay

Im Proliferationsassay wurden die Responderzellen mit CFSE markiert und nach einer MLR von 6 Tagen im FACS hinsichtlich der Proliferation der CD4$^+$ und CD8$^+$ T Zellen analysiert. In den folgenden Abbildungen sind die Ergebnisse der MLR's der mit ExpansionBeads und allogenen Feederzellen+ExpansionBeads expandierten CD4$^+$CD25^{high} T Zellen dargestellt.

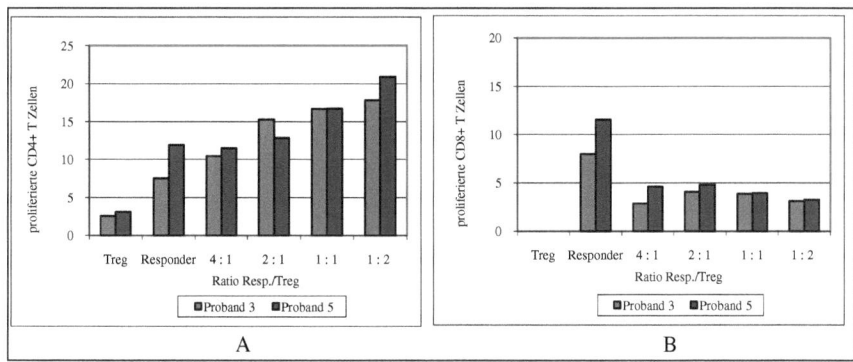

Abbildung 32 *Suppression der Responderzellen nach allogener Stimulation und Zusatz unterschiedlicher Ratios an expandierten regulatorischen T Zellen*, gezeigt sind die Ergebnisse von 2 Probanden (n= >10); CD4$^+$ (A) und CD8$^+$ (B) T Zellen von Proband 3 und 5 in einer MLR mit EB expandierten CD4$^+$CD25^{high} T Zellen

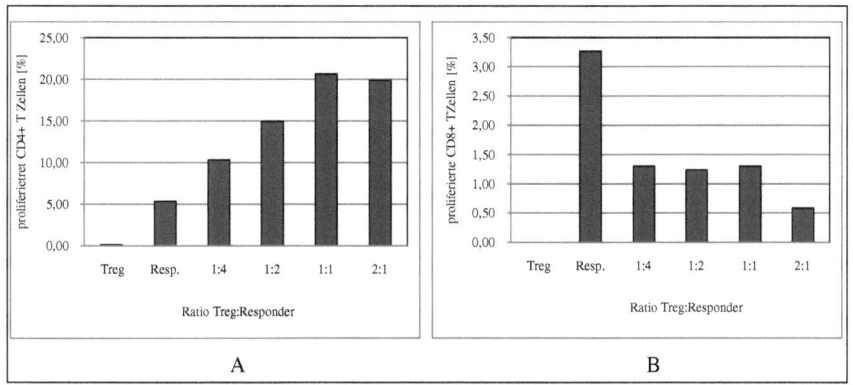

Abbildung 33 *Supprimierung von CD4$^+$ und CD8$^+$ T Zellen nach allogener Aktivierung und Zusatz von mit allogenen Feederzellen expandierten Treg's*, gezeigt sind die Ergebnisse von Proband 5 (n=>10); (A) CD4$^+$ und (B) CD8$^+$ T Zellen

Ergebnisse

In der Abbildung 32 und der Abbildung 33 ist zu erkennen, dass die Suppression der expandierten CD4$^+$ CD25^{high} T Zellen nur innerhalb der CD8$^+$ Responder T Zellpopulation erkennbar war. Die mit ExpansionBeads kultivierten regulatorischen T Zellen konnten die CD8 Proliferation um durchschnittlich 66,5 % senken (Abbildung 32 B) und die mit allogenen Feederzellen (FZ) expandierten Treg's verminderten die CD8$^+$ Proliferation um 82 % (Abbildung 33 B).

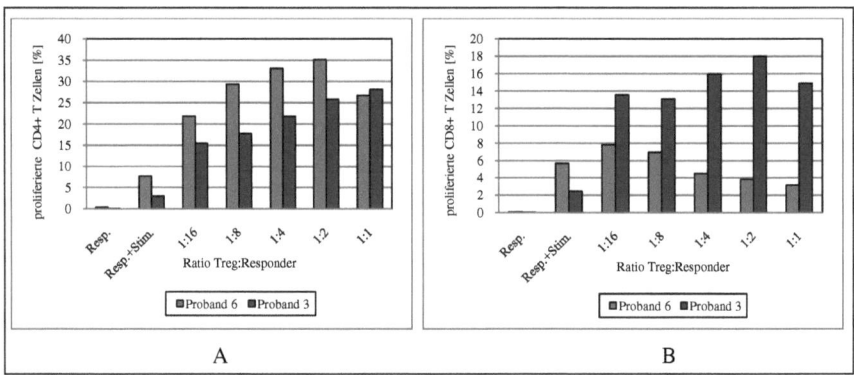

Abbildung 34 *Proliferation der CD4$^+$/CD8$^+$ T Zellen nach Zugabe von unterschiedlichen Ratios an mit autologen Feederzellen expandierten regulatorischen T Zellen*, gezeigt sind die Ergebnisse von Proband 3 und 6 (n=2), (A) CD4$^+$ und (B) CD8$^+$ T Zellen

Leider wiesen die Expansionen mit autologen Feederzellen sehr geringe Ausbeuten auf, sodass es nur selten möglich war die Zellen in den Assays hinsichtlich ihrer Suppressivität zu testen. Die Resultate von 2 Probanden zeigt Abbildung 34. Hier wurde nur eine Suppression der CD8$^+$ T Zellen durch die expandierten Treg's von Proband 6 beobachtet. Proband 3 wies keine Suppression auf. Die Proliferation der CD4$^+$ T Zellen zeigte, wie in voran gegangenen Versuchen, einen gegenteiligen Effekt.

4.3.1.2 Cytokinassay (CBA)

Im Cytokinassay wurden die Überstände der MLR's hinsichtlich ihrer Th1/Th2 Cytokinzusammensetzung, d.h. der IFNγ, TNFα, IL10, IL5, IL4 und IL2 Konzentration analysiert. Abbildung 35 und Abbildung 36 zeigen die grafische Darstellung der Ergebnisse der mit Bead-expandierten und allo-FZ (allogene Feederzellen) + ExpanionBeads kultivierten regulatorischen T Zellen, am Beispiel von Proband5.

Ergebnisse

Die Grafiken zeigen, dass nur die Bead-expandierten Treg's hinsichtlich des Cytokins IFNγ eine Suppression zeigen. Die mit allogenen Feederzellen+Exp.Bead expandierten regulatorischen T Zellen führten in der MLR zu einer deutlichen Zunahme der IFNγ-Konzentration. Weiterhin ist zu erkennen, dass in den Überständen von Proband 5 nur in den Ansätzen ohne expandierte regulatorische T Zellen TNFα und IL2 detektiert werden konnte. IL4 konnte nicht bestimmt werden. Die Cytokine IL10 und IL5 konnten Ratio-abhängig mit steigender Konzentration detektiert werden. Je mehr expandierte Treg's der MLR zugesetzt wurden, umso mehr IL10 und IL5 konnte nach 6 Tagen im Überstand bestimmt werden.

Leider konnten in diesem Experiment keine regulatorischen T Zellen untersucht werden, die mit autologen Feederzellen expandiert wurden. Aufgrund der bereits erwähnten niedrigen Expansionsrate standen nicht ausreichend Zellen für einen parallelen Ansatz im Cytokinassay für Proband 5 zur Verfügung. Experimente mit anderen Probanden (P6, P3 – siehe auch CFSE) zeigten jedoch, dass auch hier nur eine leichte Suppression bzw. im Fall von Proband 3 eine Zunahme des sekretierten IFNγ mit einer gleichzeitigen Steigerung der IL10-Produktion detektiert werden kann (Abbildung 37).

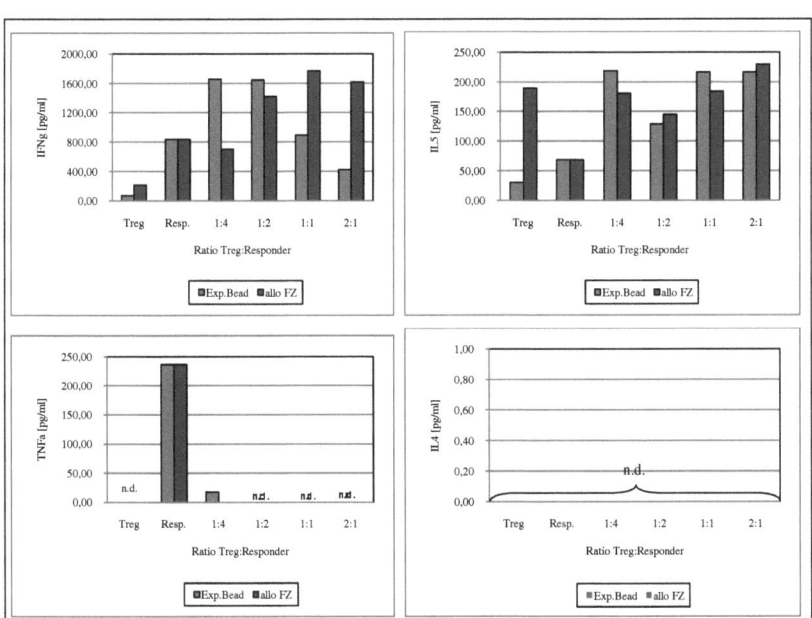

Abbildung 35 *Cytokinkonzentration von IFNγ, TNFα, IL5 und IL4 der MLR-Überstände nach allogener Stimulation der Responderzellen und Zusatz von unterschiedlichen Ratios an expandierten regulatorischen T Zellen*, gezeigt sind die Ergebnisse am Beispiel von Proband 5 (n= >10) deren Responderzellen in der MLR mit Bead-expandierten und alloFZ-expandierten Treg's versetzt wurden

Ergebnisse

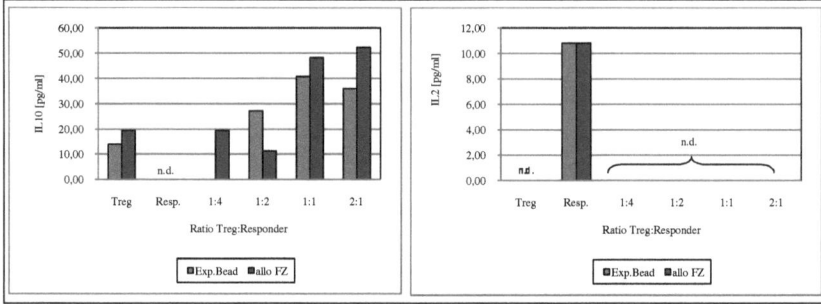

Abbildung 36 *Vorsetzung des Cytokinprofils von Proband 5 aus Abbildung 35,* gezeigt sind die IL10 und IL2 Sekretion nach allogener Stimulation in einer MLR mit Bead-expandierten und alloFZ-expandierten Treg's

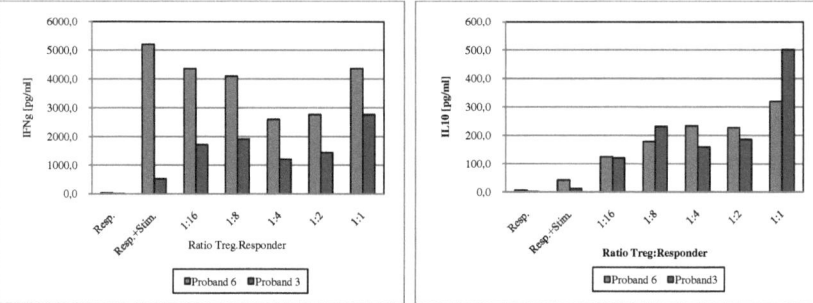

Abbildung 37 *Keine Suppression Cytokinassays mit autolog-expandierten regulatorischen T Zellen,* gezeigt ist die IFNγ- und IL10-Sekretion der Responderzellen von Proband 3 und 6

4.3.1.3 IFNγ-Elispot

Im IFNγ-Elispot kann bestimmt werden, wie viele der eingesetzten T Zellen IFNγ sekretieren. Dabei entspricht ein IFNγ-Spot einer IFNγ produzierenden T Zelle. In Abbildung 38 sind die Ergebnisse der Elispots von Proband 5 dargestellt. Auch hier ist, wie in den beiden anderen Funktionsassays, eine Suppression durch die expandierten CD4$^+$CD25^{high} Treg's erkennbar. Im Fall von Proband 5 zeigten die Bead-expandierten Treg's die stärkste Suppression (94%). Die mit allogenen Feederzellen expandierten Treg's zeigen nur eine Suppression von 49%. Autologe Feederzellen standen aufgrund der niedrigen Expansionsrate nicht zur Verfügung.

Ergebnisse

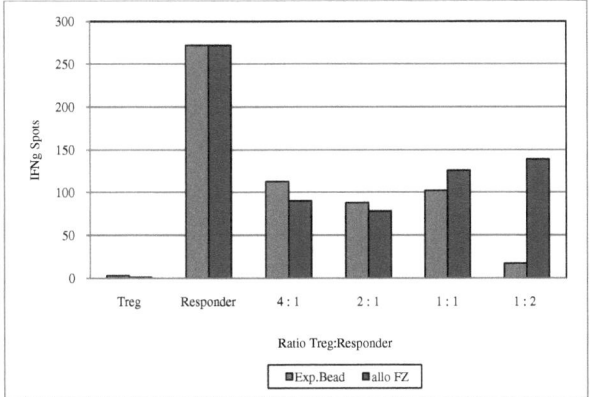

Abbildung 38 *Suppression im IFNγ Elispot,* dargestellt sind die Ergebnisse der MLR von Proband 5 (n= >10). Hier wurden die Responderzellen allogen stimuliert und wie in den vorangegangenen Assays mit unterschiedlichen Zellzahlen der expandierten regulatorischen T Zellen versetzt. Diese Abbildung zeigt den Vergleich der Suppression der IFNγ-sekretierenden T Zellen durch Bead-expandierte und mit allogenen FZ expandierten Treg's

4.3.1.4 Zusammenfassung

Die in den Expansionskulturen auf unterschiedliche Weise expandierten $CD4^+CD25^{high}$ regulatorischen T Zellen von Proband 5 wurden in den Abschnitten 4.1.3.1 bis 4.1.3.3 in die MLR's der 3 Funktionsassays eingesetzt und hinsichtlich ihrer suppressorischen Eigenschaften getestet. In allen 3 Assays konnte die Suppressivität der Bead-expandierten und alloFZ-expandierten regulatorischen T Zellen nachgewiesen werden. Es zeigte sich, dass die Suppression auf die $CD8^+$ T Zellpopulation des Responders beschränkt war und eine Suppression hinsichtlich IFNγ im Cytokinassay nicht detektiert werden konnte. Gleichzeitig wurde aber auch eine Steigerung der IL10 Produktion festgestellt. Im Elispot zeigten die Treg's beider Expansionsprotokolle eine deutliche Suppressivität.

Diese Ergebnisse von Proband 5 konnten auch durch Versuche mit expandierten Treg's und Responderzellen anderer Probanden bestätigt werden. Ein Beispiel zeigen die Elispots in Abbildung 39. Leider konnten aufgrund der geringen Expansionsrate keine parallelen Ergebnisse mit regulatorischen T Zellen aus Kulturen mit autologen Feederzellen generiert werden. Ergebnisse anderer Probanden zeigten jedoch ähnliche Resultate. Im Proliferationsassay konnte auch hier, nur eine Suppression auf die CD8+ T Zellen bestimmt werden. Im CBA wurde ebenfalls eine Zunahme des sekretierten IFNγ's bei gleichzeitiger Steigerung des IL10 detektiert.

Ergebnisse

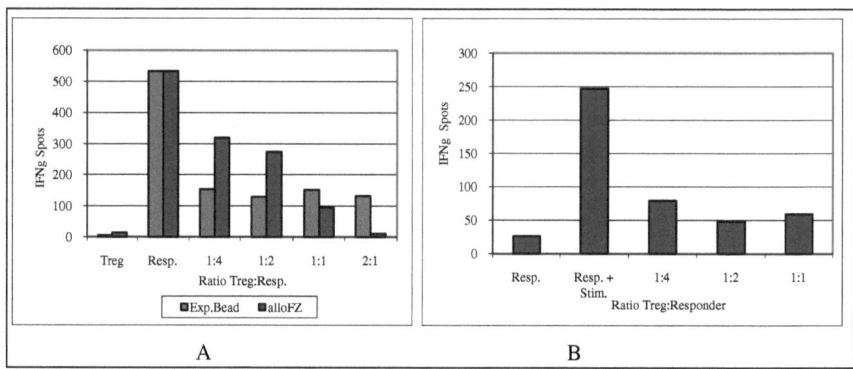

Abbildung 39 *Suppression der IFNγ-produzierenden T Zellen im Elispot*: A = Elispot Proband 6 mit Bead-expandierten bzw. alloFZ-expandierten Treg's; B = Elispot P3 mit Bead-expandierten Treg's

4.4 DNA-Methylierung von Foxp3 in expandierten regulatorischen T Zellen

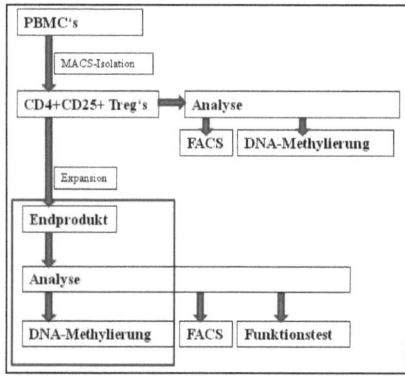

Abbildung 40 *Versuchsablauf*, aufgezeigt ist der Zeitpunkt der DNA-Methylierungsanalyse nach Expansion der isolierten regulatorischen T Zellen

Im Verlauf dieses Projektes und der Promotionsarbeit wurde in der Literatur gezeigt, dass $CD4^+CD25^{high}$ regulatorische T Zellen im Gegensatz zu den $CD4^+CD25^+$ Effektorzellen bzw. naiven $CD4^+$ T Zellen im Foxp3 Gen (TSDR) eine dauerhafte Demethylierung aufweisen [44]. Um mit dieser Methode zu zeigen, dass es sich bei den isolierten und expandierten $CD4^+CD25^{high}$ auch um regulatorische T Zellen handelt, wurden nach Isolation und nach Expansion Proben für eine DNA-Analyse der Foxp3-Methylierung genommen.

Ergebnisse

Nach Isolation der regulatorischen T Zellen mit dem $CD4^+CD25^+$ Miltenyi Isolation Kit und einem optimierten Protokoll konnte anhand einer FACS-Analyse gezeigt werden, dass es sich bei den isolierten T Zellen zu 80% um $CD4^+CD25^{high}Foxp3^+$ Zellen handelt (siehe Abschnitt 4.2).
Auch anhand der DNA-Methylierungsanalyse konnten diese Daten bestätigt werden. Dabei entsprach die prozentuale Demethylierungs im TDSR (Treg-specific demethylated region) dem prozentualen Anteil der $Foxp3^+$ T Zellen innerhalb der Zellsuspension, wobei zu beachten war, dass bei weiblichen Probanden aufgrund der X-chromosomalen Gensequenz von Foxp3 der erhaltene Wert der TSDR-Demethylierung um den Faktor zwei korrigiert werden muss.[44] Einen Vergleich der FACS-Daten und der DNA-Daten sind in Abbildung 41 dargestellt.

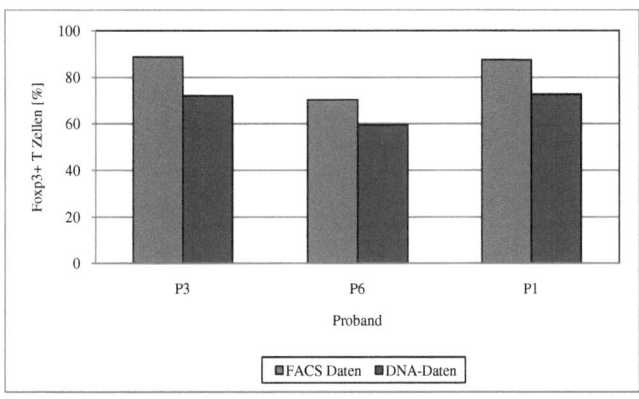

Abbildung 41 *Vergleich der FACS-Foxp3-Daten mit den DNA-Foxp3-Demethylierungsdaten*
von isolierten Treg's (Tag0), gezeigt sind die Daten von 3 verschiedener Probanden, Proband 6 ist hierbei ein weiblicher Proband, dessen Ergebnisse der Methylierungsanalyse mit dem Faktor x2 korrigiert wurden

Im nächsten Schritt wurde eine Kinetik der Demethylierung der TSDR während einer Expansionskultur von isolierten $CD4^+CD25^{high}$ T Zellen mit CD3-,CD2- und CD28 ExpansionBeads erstellt. Die Resultate zeigen eine dramatische Remethylierung innerhalb der TSDR, die bereits an Tag drei deutlich zu erkennen ist (Abbildung 42) und anhand von FACS-Daten (Abbildung 43) nach Expansion bestätigt werden können.

Ergebnisse

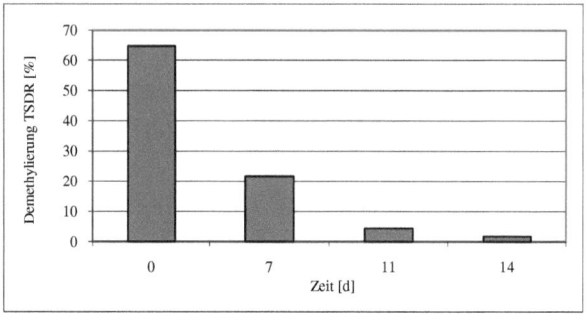

Abbildung 42 *Kinetik der TSDR-Demethylierung* während einer Treg-Expansionskultur mit CD2-, CD3-, CD28 ExpansionBeads, gezeigt sind die Daten von einem Probanden für n=5

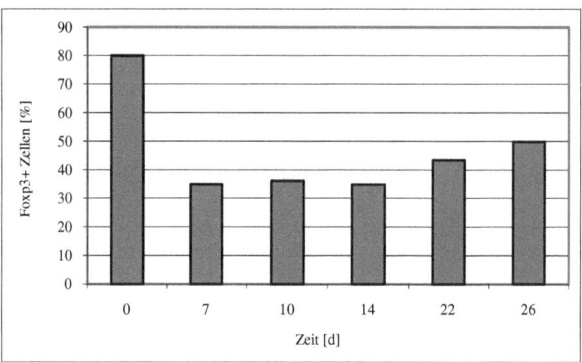

Abbildung 43 *Kinetik einer FACS-Analyse von $CD4^+CD25^+Foxp3^+$ T Zellen* während einer Expansionkultur mit CD2-, CD3- und CD28 ExpansionBeads, gezeigt sind die Resultate von einem Probanden und es ist eine deutliche Verminderung der $Foxp3^+$ Population zu erkennen

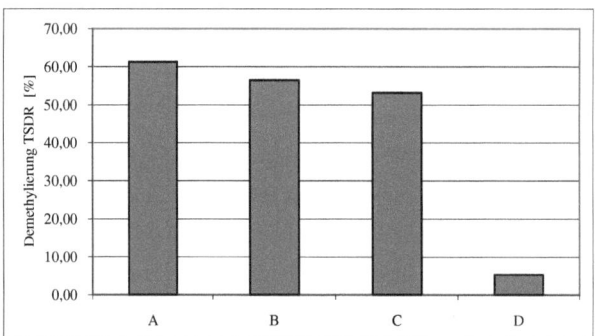

Abbildung 44 *Einfluss des Aktivierungsstatus der Treg's auf die Demethylierung der TSDR* (A) Demethylierung der TSDR nach der regulatorischen T Zellen, (B) Treg's in Kultur ohne Stimulation zur Expansion, (C) Aktivierung der Treg's durch ExpansionBeads + Actinomycin D = Inhibition der Zellteilung, (D) ExpansionBeads = Expansion der Treg's

Ergebnisse

In einem weiteren Versuch konnte gezeigt werden, dass die Zellteilung der regulatorischen T Zellen während der Expansion ein Auslöser für diese Remethylierung zu sein scheint. In diesem Versuch wurden die Expansionskulturen teilweise mit Actinomycin D versetzt. Actinomycin ist ein Zytostatikum und gehört zu den zytotoxischen Peptid-Antibiotika. Es interkaliert mit der DNA, wobei durch die Bindung an die DNA die DNA-abhängige RNA-Polymerase blockiert wird und die mRNA-Synthese inhibiert wird. In größeren Dosen kann Actinomycin D auch die DNA-Replikation hemmen.

Mit Hilfe von Actinomycin war es innerhalb der Treg-Expansion möglich, die Zellteilung bei Stimulation der Zellen zu inhibieren. Nach Analyse der DNA-Demethylierung (Abbildung 44) innerhalb von Foxp3 zeigte sich, dass die Zellen, die eine normale Zellteilung aufgrund der Stimulation durch ExpansionBeads durchmachen, einen dramatischen Rückgang der TSDR-Demethylierung zeigen und somit die Ergebnisse der Kinetik bestätigen. Die regulatorischen T Zellen ohne ExpansionBeads/Expansion bzw. die mit Actinomycin zeigten Resultate, die mit dem Ergebnis von Tag0, d.h. direkt nach der Isolation vergleichbar waren.

Somit scheint die Induktion der Zellteilung und der Expansion der isolierten regulatorischen T Zellen eine Ursache für die Remethylierung von Foxp3 zu sein.

4.5 Expansion von isolierten Treg's mit Rapamycin

Während dieser Promotionsarbeit gab es Publikationen, bei denen Rapamycin, ein Makrolid-Immunsuppressivum, in die Expansionskultur gegeben wurde, um die selektive Expansion der Foxp3$^+$ regulatorischen T Zellen zu fördern. Aufgrund der dramatischen Abnahme der Foxp3$^+$ Expression und DNA-Demethylierung, gab es die Idee, auch in unsere Expansionskulturen Rapamycin zu geben, um möglicherweise die Foxp3$^+$ Treg-Population während der Expansion zu erhalten und auch die Demethylierung der TSDR gezielt zu stabilisieren.

4.5.1 Vorversuche

Zu Beginn der Versuche mittels Rapamycin war es wichtig eine geeignete Rapamycinkonzentration zu finden, die eine optimale Expansion erlaubt und die suppressorischen Eigenschaften der Treg's positiv beeinflusst. In der bisherigen Literatur ist dazu ein sehr breites Konzentrationsspektrum von 1 nM bis 1000 nM zu finden [64, 68, 70]. Aus diesem Grund

Ergebnisse

war eine eigens durchgeführte Titration und Austestung verschiedener Rapamycinkonzentrationen unerlässlich. Innerhalb der Rapamycin-Austestung wurden Konzentrationen zwischen 10 und 200 nM getestet. Die Ergebnisse der Kulturen und Funktionsassays sind in den nächsten Abschnitten dargestellt.

4.5.1.1 Kultivierung und Expansion

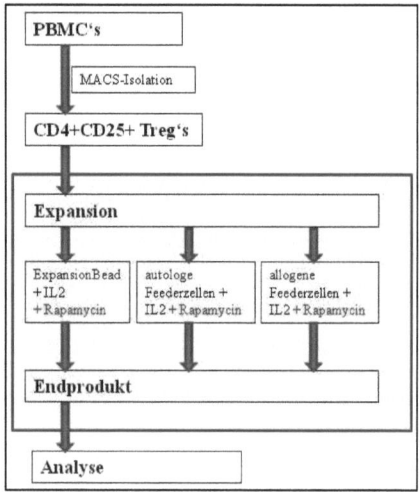

Abbildung 45 *Versuchsablauf*, Etablierung von Rapamycin in die Expansionskulturen

Im ersten Titrierungsversuch wurden Treg-Expansionskulturen mit folgenden Konzentrationen an Rapamycin versetzt:

0 nM; 10 nM; 25 nM; 50 nM; 75 nM und 100 nM.

Die Kultivierung erfolgte mittels ExpansionBeads über 21 Tage. Im Abstand von sieben Tagen wurde in jeder Kultur die Zellzahl bestimmt. Das Ergebnis ist in Abbildung dargestellt. Innerhalb der eingesetzten Rapamycinkonzentrationen von 0 bis 100 nM war eine gute Expansion der regulatorischen T Zellen mit einer Expansionsrate um das 60 bis 92 fache. Dies

Ergebnisse

stellt nur eine geringe Verminderung der Expansion im Vergleich zu Expansionen ohne Rapamycin dar (Abschnitt 4.3).

Ein zweiter Titrationsversuch wurde um die Konzentration 150 nM und 200 nM erweitert (Abbildung). Auch in diesem Versuch konnte eine gute Expansion der isolierten Zellen beobachtet werden. Die eingesetzten Zellen konnte um das 80 bis 134fache expandierte werden.

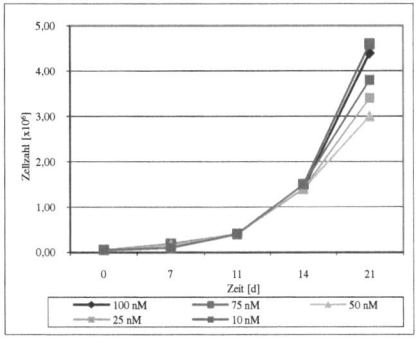 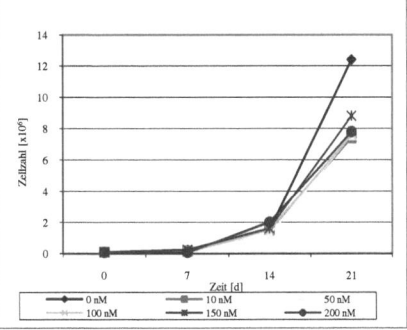

Abbildung 46 *Expansion isolierter CD4⁺CD25ʰⁱᵍʰ T Zellen durch ExpansionBeads und die Zugabe unterschiedlicher Rapamycinkonzentratione*, gezeigt sind die Ergebnisse von einem Probanden für n=3

Abbildung 47 *Expansion isolierter CD4⁺CD25ʰⁱᵍʰ regulatorischer T Zellen durch ExpansionBeads und die Zugabe unterschiedlicher Rapamycinkonzentrationen,* gezeigt sind die Ergebnisse von einem Probanden für n=3

4.5.1.2 Analyse der expandierten regulatorischen T Zellen

4.5.1.2.1 Intrazelluläres Foxp3

Wie in Abschnitt 4.4 wurde nach der Expansion der isolierten CD4⁺CD25ʰⁱᵍʰ T Zellen eine Abnahme des intrazellulären Foxp3 festgestellt. Durch die Zugabe von Rapamycin sollte ein Erhalt bzw. eine Stabilisierung des Foxp3 herbeigeführt werden. Die Analyse der expandierten regulatorischen T Zellen mit Rapamycin zeigten diesbezüglich positive Ergebnisse (Abbildung 46).

Ergebnisse

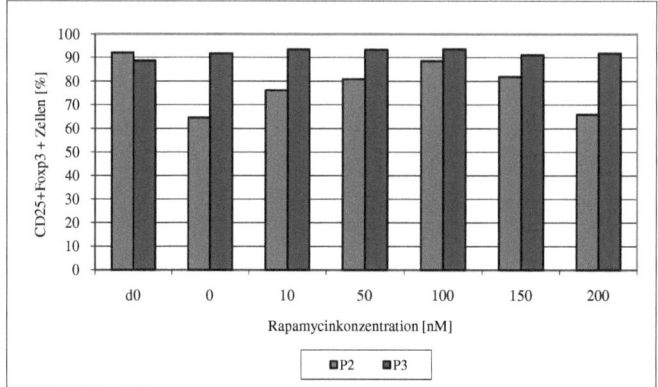

Abbildung 46 *Intrazelluläre Foxp3-FACS-Analyse* regulatorischen T Zellen expandiert mit CD2-, CD3-,CD28- Expansionbeads und unter Zugabe von verschiedenen Rapamycinkonzentrationen, dargestellt sind die Resultate von zwei Probanden (P2 und P3)

Das intrazelluläre Foxp3 konnte bei einer Konzentration von 100 nM am besten aufrechterhalten werden. Die Daten mit 100 nM Rapamycin sind mit denen von Tag 0 direkt nach der Isolation vergleichbar.

4.5.1.2.2 DNA-Methylierung von Foxp3

Auch auf DNA-Ebene sollte der Erhalt der kontinuierlichen Demethylierung von Foxp3 durch Zugabe von Rapamycin in die Expansionskulturen untersucht werden. Die Effekte verschiedener Rapamycinkonzentrationen auf die Demethylierung der TSDR wurden bei zwei Probanden untersucht (Abbildung 47). Im Fall von Proband 3 konnte bei allen Rapamycinkonzentrationen eine Stabilisierung der TSDR-Demethylierung festgestellt werden, wobei bei 100 bis 150 nM Rapamycin die höchsten Demethylierungswerte gemessen wurden. Hier zeigten ca. 50 % der expandierten regulatorischen T Zellen eine Demethylierung innerhalb von Foxp3. Der zweite Proband, Proband 5, zeigte jedoch mit keiner der Rapamycin-Expansionskulturen eine Minimierung der Remethylierung und somit eine Stabilisierung des Foxp3 auf DNA-Ebene.

Ergebnisse

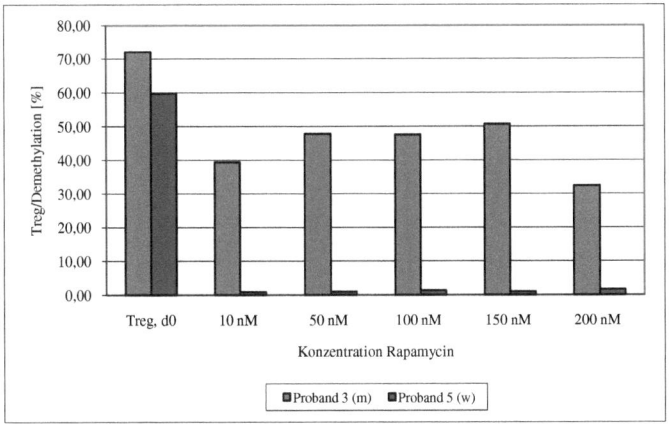

Abbildung 47 *TSDR-Demethylierung während der Rapamycin-Expansion,* gezeigt sind die Ergebnisse von Proband 3 und Proband 5, deren isolierte regulatorische T Zellen zur Verfügung standen und mit ExpansionBeads und verschiedenen Rapamycinkonzentrationen expandiert wurden

4.5.1.2.3 Effekte der Rapamycinkonzentrationen auf die Treg-Suppressivität

Die mit verschiedenen Rapamycinkonzentrationen expandierten regulatorischen T Zellen wurden auch in den einzelnen Funktionsassays hinsichtlich ihrer suppressorischen Eigenschaften getestet.

Innerhalb der ersten Versuchsreihe zeigten die mit Rapamycin expandierten regulatorischen T Zellen keine suppressiven Eigenschaften. Es konnte im Proliferationsassay keine Suppression der $CD8^+$ T Zellen, sowie im Cytokinassay und im Elispot keine Suppression der IFNγ-Sekretion detektiert werden. Ein Beispiel dieser Experimente zeigt Abbildung 48. Nach einem intensiven Literaturstudium wurde Rapamycin, welches sich nach Expansion wahrscheinlich immer noch in den Zellen befindet, als möglicher störender Faktor identifiziert. Wie im Paper von L.Strauss et al. [71] wurde nun eine „Ruhekultur" von 2 Tagen eingeführt. Für diese Kultur wurden die expandierten Zellen gewaschen und die etwaigen ExpansionBeads entfernt. Anschließend wurden die expandierten regulatorischen T Zellen für zwei Tage in IL2-Medium kultiviert. Innerhalb dieser 2 Tage hatten die Zellen die Möglichkeit das in den Zellen enthaltene Rapamycin heraus zu waschen.

Ergebnisse

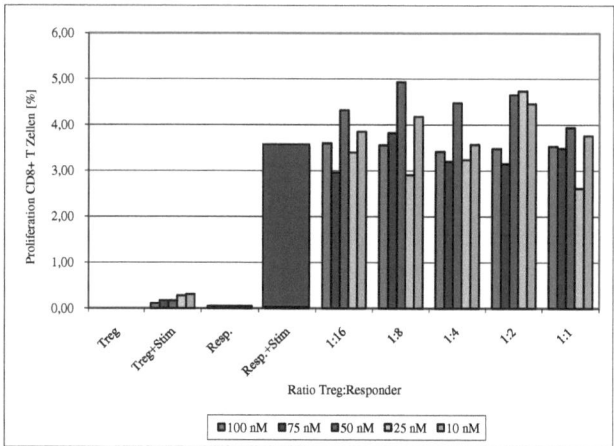

Abbildung 48 *Keine Suppression im Proliferationsassay mit Rapamycin-expandierten regulatorischen T Zellen ohne Ruhephase nach Expansion,* dargestellt sind die Resultate der CD8⁺ T Zellproliferation von einem Probanden [n=3], in die MLR wurden Treg's eingesetzt, die mit unterschiedlichen Rapamycinkonzentrationen expandiert wurden

Die Daten aus dem Assay mit Treg's aus Rapamycin-Expansionskulturen plus Ruhekultur zeigten eine deutliche Suppression. Abbildung 49 und Abbildung 50 zeigen Beispiele für die Resultate aus diesen Experimenten.

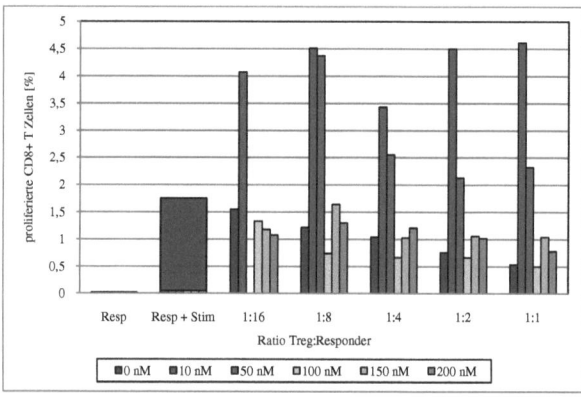

Abbildung 49 *Suppression im Proliferationsassay mit Rapamycin-expandierten regulatorischen T Zellen mit 2tägiger Ruhephase nach Expansion,* gezeigt ist die Proliferation der CD8⁺ T Zellen nach Zugabe von Rapamycin-expandierten regulatorischen T Zellen mit Ruhephase in die MLR, n=3

Ergebnisse

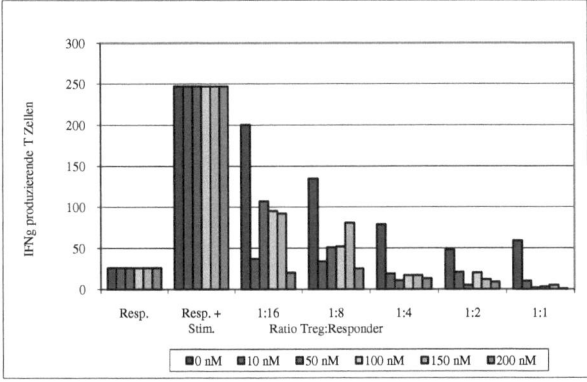

Abbildung 50 *Suppression im IFNγ-Elispots mit Rapamycin-expandierten regulatorischen T Zellen*, gezeigt sind auch hier die Daten von einem Proband zu dessen Responderzellen in der MLR Treg's gegeben wurden, die unter verschiedenen Rapamycinkonzentration expandiert wurden und vor Einsatz in die MLR sich in einer zweitägigen Ruhekultur befunden haben.

Anhand der Experimente und Versuchsreihen in diesem Abschnitt und der daraus resultierenden Daten war zu erkennen, dass Foxp3 auf Protein-Ebene und teilweise auf DNA-Ebene durch eine Rapamycinkonzentration von 100 nM in den Expansionskulturen am besten stabilisiert werden kann. Auch die Ergebnisse der Funktionsassays bestätigten dies. Die mit 100 nM Rapamycin expandierten regulatorischen T Zellen zeigten die stärkste Suppression der Alloreaktivität.

4.5.2 Expansion der isolierten regulatorischen T Zellen mit Rapamycin

Um die primären Ergebnisse der Treg-Kultivierung mit Rapamycin zu bestätigen, wurden die Experimente mit ExpansionBeads und 100 nM Rapamycin wiederholt und um die Expansion mit allogenen und autologen Feederzellen erweitert.

4.5.2.1 Kultivierung und Expansion

Den Verlauf der einzelnen Expansionskulturen in Kombination mit/ohne 100 nM Rapamycin zeigt Abbildung 51. Es ist deutlich zu erkennen, dass die Zugabe von 100 nM Rapamycin das terminale Expansionsergebnis vermindert. Desweiteren stellte sich die Kultivierung mit autologen Feederzellen als schlechteste Expansionsmöglichkeit heraus. (siehe Tabelle 4).

Ergebnisse

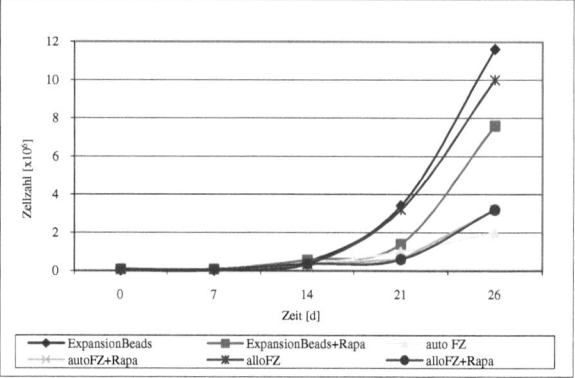

Abbildung 51 *Expansion isolierter CD4$^+$CD25$^+$ Treg's mit Rapamycin*, gezeigt ist der Verlauf verschiedener Expansionsprotokolle ± 100 nM Rapamycin am Beispiel von einem Probanden für n=3

Kultur	Expansionsrate
ExpansionBead	567fache
ExpansionBead+Rapa	105fache
auto FZ	28fache
auto FZ+Rapa	44fache
allo FZ	139fache
allo FZ+Rapa	39fache

Tabelle 4 Expansionsraten der einzelnen Kultivierungsmöglichkeiten für regulatorische T Zellen in Kombination mit Rapamycin

4.5.2.2 Analyse der Rapamycin-expandierten regulatorischen T Zellen

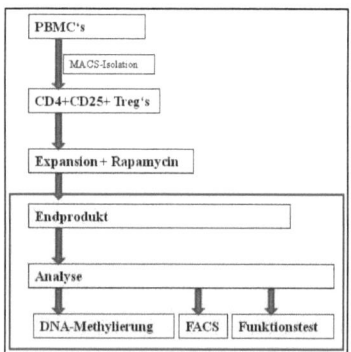

Abbildung 52 *Versuchsablauf*, Analyse der Rapamycin-expandierten Treg's

Ergebnisse

4.5.2.2.1 Intrazelluläres Foxp3

Auch in dieser Versuchsreihe wurden nach einem Kultivierungszeitraum von drei Wochen die expandierten regulatorischen T Zellen hinsichtlich ihres intrazellulären Foxp3's im FACS untersucht. Abbildung 53 zeigt die Ergebnisse dieser Untersuchung.

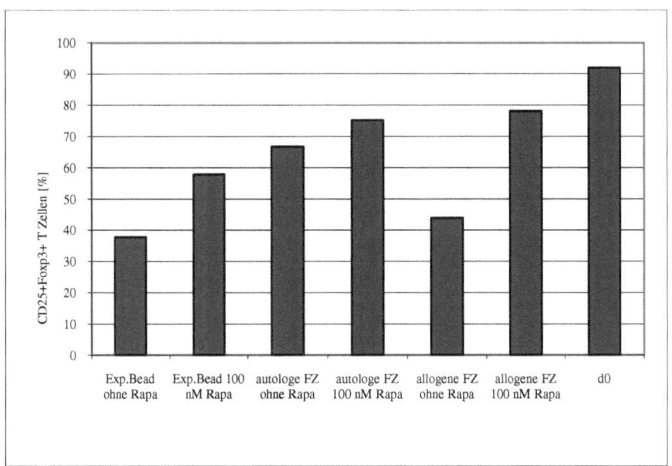

Abbildung 53 *Vergleich FACS-Foxp3-Analyse* der expandierten regulatorischen T Zellen ± Rapamycin im Vergleich zu Tag 0 (d0) nach Isolation, dargestellt sind die Daten von Proband 10

Es ist zu erkennen, dass alle Kulturansätze ohne Rapamycin deutlich weniger Foxp3$^+$ T Zellen enthalten als Kulturen mit 100 nM Rapamycin. Weiterhin konnte in der Expansionskultur mit allogenen Feederzellen und Rapamycin das beste Resultat erzielt werden. Im Vergleich zu Tag0 enthielt diese Kultur 15 % weniger CD25$^+$Foxp3$^+$ T Zellen. Das schlechteste Ergebnis mit Rapamycin zeigte sich bei diesem Probanden (P10) in der ExpansionBead-Kultur, hier kam es zur Reduktion der Foxp3$^+$ Zellen um ca. 37 %.

Analysen anderer Probanden konnten jedoch zeigen, dass Rapamycin in einer Expansion-Bead-Kultur zum Erhalt des Foxp3 führen kann (siehe Abbildung 54).

Ergebnisse

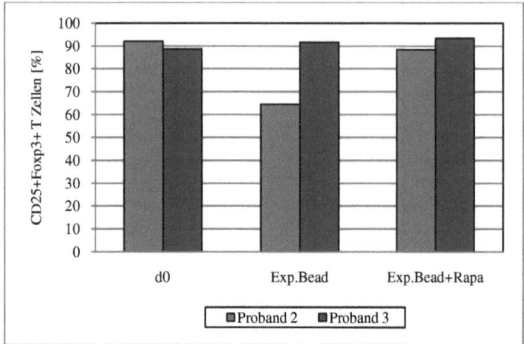

Abbildung 54 *Intrazelluläre Foxp3-FACS-Analyse der expandierten Treg's ± Rapamycin,* hier sind die Ergebnisse von zwei weiteren Probanden (P2 und P3) dargestellt, deren isolierte Treg's mit ExpansionBeads±100 nM Rapamycin kultiviert wurden und im Vergleich zum Tag0 hinsichtlich ihrer Foxp3-Expression im FACS analysiert wurden

4.5.2.2.2 DNA-Methylierung von Foxp3

Neben den Daten der FACS-Analyse wurden auch Proben für die Untersuchung der DNA-Demethylierung von Foxp3 nach Expansion der regulatorischen Zellen entnommen. Im Abschnitt 4.5.1.2.2 wurde bereits gezeigt, dass eine Stabilisierung der TSDR-Demethylierung durch die Zugabe von Rapamycin nur im Fall eines Probanden zu erkennen war. Ein zweiter Proband zeigte auch mit zusätzlichem Rapamycin eine dramatische Abnahme der Demethylierung. Auch in der Wiederholungsexpansion mit ExpansionBeads und in den erweiternden Expansionsprotokollen konnte kein Erhalt der Demethylierung innerhalb der TSDR detektiert werden. Eine grafische Zusammenfassung zeigt Abbildung 55.

Ergebnisse

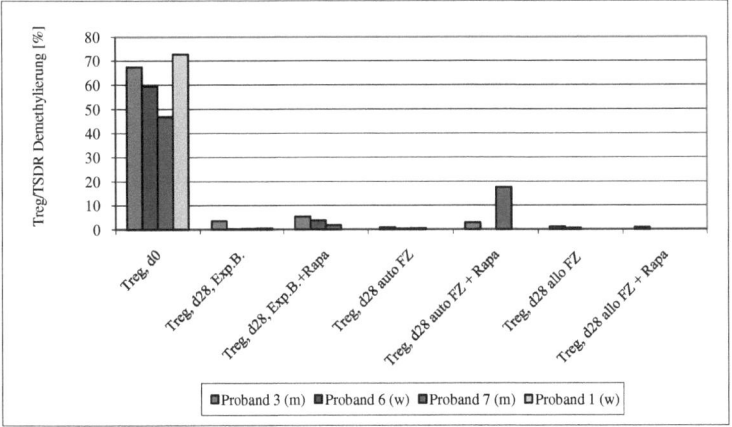

Abbildung 55 *Rückgang der TSDR-Demethylierung nach Expansion ± Rapamycin,* gezeigt sind die Daten verschiedener Expansionsprotokolle (ExpansionBeads, autoFZ, alloFZ) von vier Probanden, innerhalb der Expansionskulturen ist im Vergleich zu d0 eine dramatische Remethylierung erkennbar

4.5.2.2.3 Effekte der Rapamycin-expandierten Treg's auf die Alloreaktivität

Auch die mit 100 nM Rapamycin in verschiedenen Expansionsprotokollen expandierten regulatorischen T Zellen wurden in den Funktionsassays hinsichtlich ihrer Suppressivität getestet. In den nächsten Abschnitten sind die Ergebnisse der Assays aufgeführt und dargestellt.

4.5.2.2.3.1 Proliferationsassay (CFSE)

Im Proliferationsassays wurde innerhalb der FACS-Färbung und der Analyse der proliferierten T Zellen eine kleine Veränderung vorgenommen. In der Literatur wurde gezeigt [72-74], dass regulatorische T Zellen auch einen suppressiven Effekt auf $CD4^+$ T Zellen haben. Dieser Effekt konnte in den vorhergehenden Experimenten nicht detektiert werden. Da die expandierten regulatorischen T Zellen jedoch auch in die $CD4^+$ Population gehören, könnten diese in der Auswertung der $CD4^+$ T Effektorzell-Proliferation stören. Aus diesem Grund wurden die eingesetzten regulatorischen T Zellen mit dem Fluoreszenzfarbstoff pKH26-Red markiert (siehe Abschnitt 3.2.8.3) und konnten somit während der Auswertung berücksichtigt bzw. von der Effektorzellpopulation getrennt werden. Abbildung 56 zeigt die Ergebnisse der Proliferationsversuche.

Ergebnisse

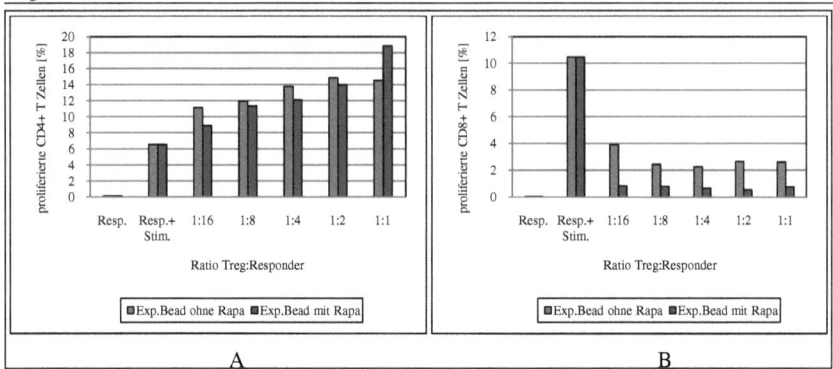

Abbildung 56 *Inhibition der Proliferation mit Rapamycin-Bead-expandierten Treg's*; dargestellt sind die Resultate von einem Probanden für n= 5: (A) die proliferierten CD4$^+$ T Zellen weisen keine Suppression durch die zugesetzten Treg's auf, (B) deutliche Suppression der CD8$^+$ T Zellen, mit verstärkter Suppressivität der Rapamycin-expandierten Treg's

Trotz der Markierung der Treg's mit pKH26 Red und der damit möglichen Differenzierung zwischen Effektor-T Zelle und regulatorischer T Zelle, zeigen die CD4$^+$ Effektorzellen keine Reduktion der Proliferation nach Zugabe von expandierten Treg's. Der suppressorische Effekt beschränkte sich weiterhin auf die CD8$^+$ T Zellpopulation. Auch mit regulatorischen T Zellen aus Expansionskulturen mit autologen und allogenen Feederzellen sehen die Resultate ähnlich aus (Abbildung 57). Es konnte keine Suppression in der CD4$^+$ Population detektiert werden. Im Fall der autologen Feederzellen ohne Rapamycin ist sogar ein sehr stark gegenteiliger Effekt erkennbar.

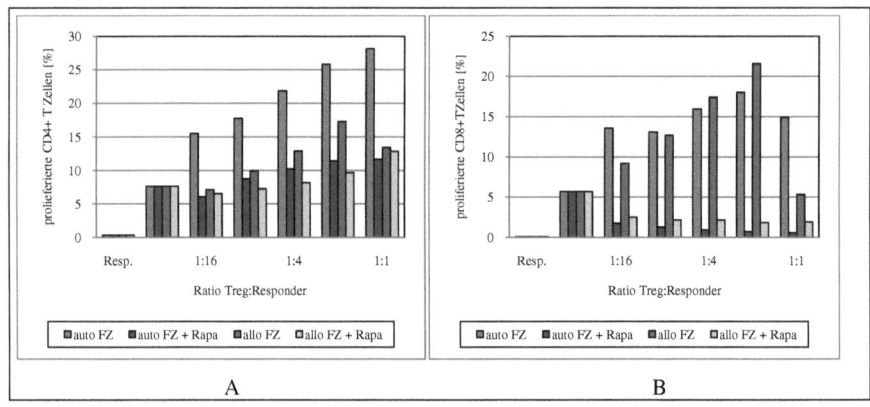

Abbildung 57 *Suppressions-Ergebnisse aus dem Proliferationsassay mit Feederzellen-expandierten regulatorischen T Zellen,* die in unterschiedlichen Ratios zum Responder in die MLR gegeben worden sind; gezeigt ist das Beispiel von Proband 3 (n=3): (A) Proliferation der CD4$^+$ T Zellen, (B) Proliferation der CD8$^+$ T Zellen

Ergebnisse

Innerhalb der CD8$^+$ T Zellpopulation konnte eine Suppression durch FZ-expandierte Treg's nur durch Rapamycin-expandierten regulatorischen T Zellen erzielt werden. Die Treg's, die nur mit Feederzellen, d.h. ohne Rapamycin expandiert wurden, zeigten keine suppressorischen Effekte.

4.5.2.2.3.2 Cytokinassay (CBA)

Die MLR-Überstände der im Proliferationsassay analysierten T Zellen wurden mittels des Th1/Th2-Cytokin Kit von BD Biosciences hinsichtlich ihrer Cytokinzusammensetzung untersucht. Dabei wurden die Cytokine IFNγ, TNFa, IL10, IL5, IL4 und IL2 bestimmt. Die Ergebnisse sind in den folgenden Abbildungen zusammengefasst.

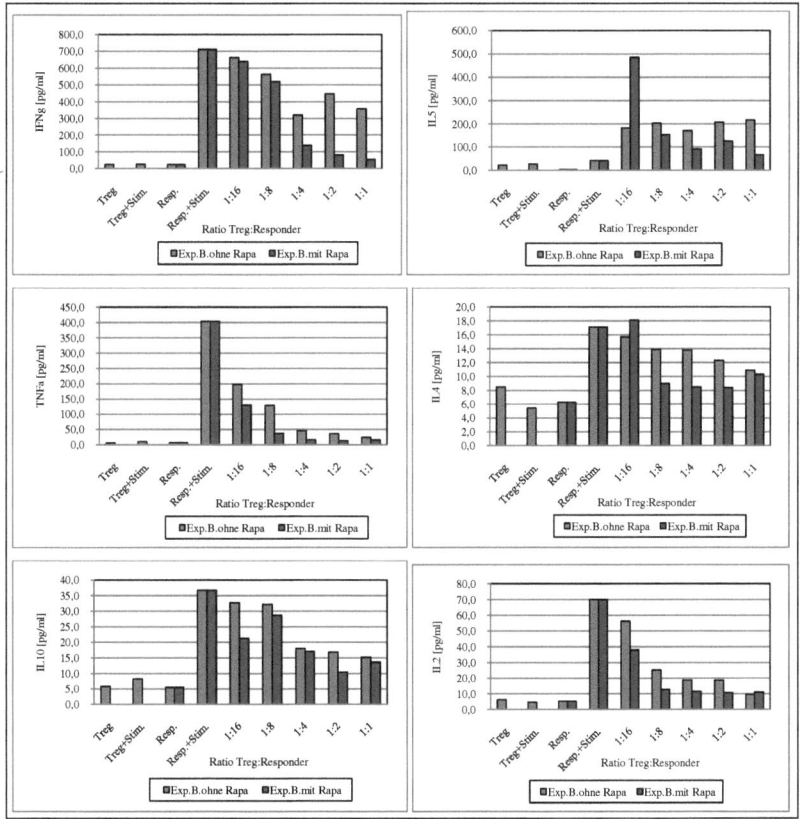

Abbildung 58 *Resultate des Cytokinassays aus Überständen von MLR-Ansätzen mit Rapamycin-Bead-expandierten regulatorischen T Zellen*, grafisch dargestellt ist die Cytokinsekretion von IFNγ, TNFα, IL10, IL5, IL4 und IL2 am Beispiel von Proband 10 (n=5)

Ergebnisse

In den Grafiken von Abbildung 58 zeigen die mit ExpansionBeads expandierten regulatorischen T Zellen eine Suppression der IFNγ, TNFa und IL2-Sekretion. Gleichzeitig ist eine Abnahme der IL10 und eine Zunahme der IL5 Produktion zu erkennen. Die regulatorischen T Zellen, die unter Gabe von Rapamycin expandiert wurden, weisen dabei die stärkeren Effekte auf. Die IFNγ- Produktion konnte mit diesen Zellen bei einer Treg:Responder-Ratio von 1:1 um 92 % reduziert werden.
Die Werte für IL4 liegen alle unter 20 pg/ml Überstand, der Detektionsgrenze des BD Cytokine Kits.

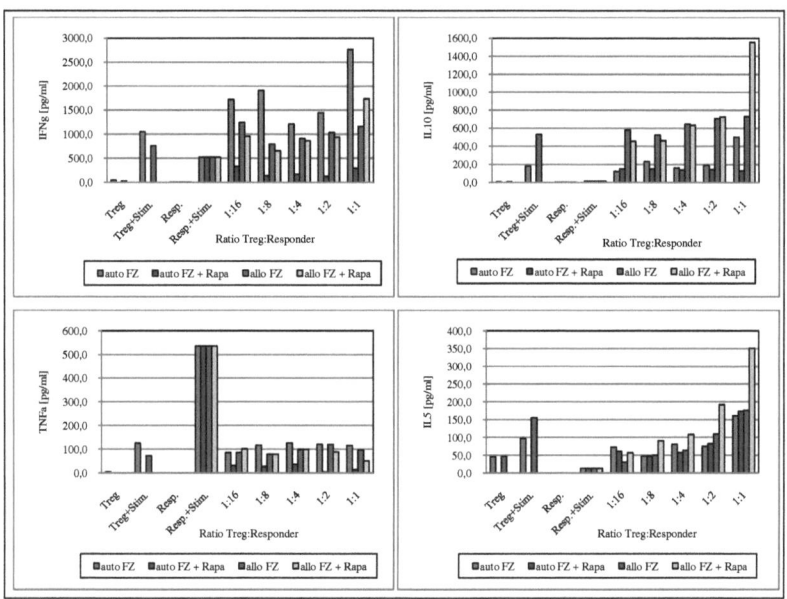

Abbildung 59 CBA-Resultate der Suppression von regulatorischen T Zellen aus Kulturen mit autologen bzw. allogenen Feederzellen ± Rapamycin, gezeigt am Beispiel von Proband 3 (n=3)

Die mit autologen und allogenen Feederzellen expandierten regulatorischen T Zellen zeigen hinsichtlich der IFNγ-Sekretion keine Suppression, mit Ausnahme der Kombination autologe Feederzellen und Rapamycin (Abbildung 59). Diese Treg's zeigen im Gegensatz zu den Anderen eine verminderte IL10 Produktion. Expandierte Treg's die im IFNγ keine Suppression zeigen, weisen gleichzeitig einen Anstieg in der IL10 Sekretion auf. Weiterhin konnte in allen vier Fällen eine Suppression des TNFα und eine Konzentrationsabhänge Steigerung der IL5-Produktion detektiert werden.

Ergebnisse

4.5.2.2.3.3 IL17-Immunoassay

Um eine mögliche Kontamination durch Th17 Zellen in den Expansionskulturen bzw. in der MLR zu detektieren, wurden die MLR-Überstände mittels des *MILLIPLEX HUMAN CYTOKINE / CHEMOKINE KIT* der Firma Millipore hinsichtlich ihrer IL17-Konzentration analysiert. Die Ergebnisse der Bead- und alloFZ-expandierten regulatorischen T Zellen sind in Abbildung 60 dargestellt.

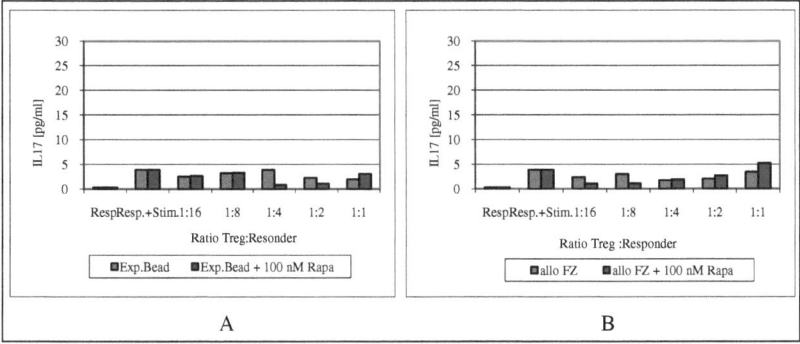

A   B

Abbildung 60 *IL17-Immunoassay der MLR-Überstände*: Ergebnisse von Proband 3: (A) MLR mit Bead-expandierten Treg's, (B) MLR mit Treg's aus Expansionskulturen mit allogenen Feederzellen, alle Werte liegen im Bereich des Detektionslimits von 5 pg/ml und erschweren eine eindeutige Aussage über die Treg-Effekte auf die IL17 Produktion

In den untersuchten Überständen waren nur minimale IL17 Konzentrationen detektierbar. Die Werte liegen bei ca. 5 pg/ml, das bedeutet, dass diese gemessenen Werte sich auf der Ebene des Detektionslimit dieses Assays befinden und somit keine eindeutige Aussage über einen möglichen Effekt der Treg's auf die IL17-Sekretion getroffen werden kann. Es scheint jedoch, dass in unseren Treg-Kulturen bzw. in den MLR's keine große Population an Th17 Zellen enthalten waren. Es handelt sich hierbei wahrscheinlich um Th17 Zellen, die in der Responderzellpopulation auf natürliche Weise vorhanden sind.

Ergebnisse

4.5.2.2.3.4 IFNγ-Elispot

Als letztes Funktionsassay wurden die mit Rapamycin expandierten regulatorischen T Zellen im IFNγ Elispot getestet.

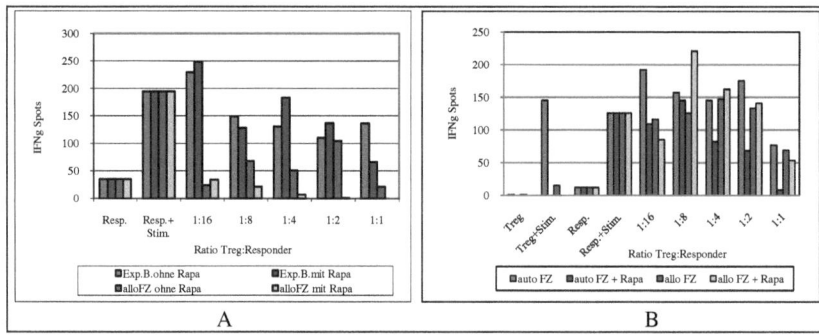

Abbildung 61 *Suppression der IFNγ-sekretierenden Zellen im Elispot mit Rapamycin-expandierten regulatorischen T Zellen,* gezeigt sind die Resultate der MLR's von Treg's aus unterschiedlichen Expansionskulturen (ExpansionBeads, alloFZ, auto FZ) ± 100 nM Rapamycin, am beispiel von (A) Proband 10 und (B) Proband 3 für n=3

Wie in Abbildung 61 zeigen die ohne Rapamycin expandierten bzw. die mit ExpansionBeads kultivierten regulatorischen T Zellen keine oder nur eine sehr leichte Suppression der IFNγ-sekretierenden Zellen. Eine wesentlich stärkere und signifikantere Suppression ist bei den Treg's zu erkennen, die unter Zugabe von 100 nM Rapamycin expandiert wurden. Im Fall von Proband 10 zeigten die alloFZ-expandierten Treg's, bei einer Treg:Responder-Ration von 1:1, eine Suppression von 100 %. Proband 3 zeigte mit autoFZ-expandierten Treg's plus Rapamycin die stärkste Suppression von 93,6 % (Treg:Responder-Ratio 1:1).

5 Diskussion

$CD4^+CD25^+$ regulatorische T Zellen stellen gute Kandidaten für die Entwicklung eines alternativen Protokolls für die Induktion einer partiellen oder vollständigen Transplantationstoleranz dar, da diese Zellen die Fähigkeit besitzen verschiedene Zell-vermittelte Immunreaktionen zu supprimieren. Der geringe Prozentsatz an peripheren nTreg stellt dabei aber ein grundlegendes Problem dar. Im Vorfeld eines therapeutischen Einsatzes ist somit eine *in vitro* Expandierung, unter Aufrechterhaltung des suppressiven Potentials der nTreg, essentiell. Folgende Ziele wurden in der hier vorliegenden Dissertation erreicht:

1. Die Etablierung einer effektiven Isolationsmethode für humane $CD4^+CD25^+$ regulatorische T Zellen. Es war möglich diese Zellen mit einer Reinheit >90% und ~80% $Foxp3^+$ Zellen zu isolieren.

2. Es konnten verschiedene Expansionsprotokolle für die isolierten Treg's unter Aufrechterhaltung ihrer Funktionalität etabliert werden. Es wurden für die Kultivierung ExpansionBeads, autologe/allogene Feederzellen bzw. eine Kombination aus Beads und Feederzellen verwendet.

3. Es wurden drei verschiedene Funktionsteste (CFSE-Assay, Cytokinassay, Elispot) zur effektiven Analyse der Suppressionseigenschaften der isolierten und expandierten T Zellen aufgestellt und es konnte gezeigt werden, dass die expandierten Zellen ihre Suppressivität beibehalten.

Wie im Abschnitt „Ergebnisse" dargestellt, war es möglich eine Isolationsmethode und verschiedene Expansionsprotokolle unter Erhalt der suppressorischen Eigenschaften der regulatorischen T Zellen, zu etablieren. Auch der Zusatz von Rapamycin in die Expansionskulturen wurde zur Verbesserung der Kultivierung getestet.
Die in Abschnitt 4 dargestellten Resultate sollen in den folgenden Abschnitten diskutiert und mit vorhandenen Literaturdaten verglichen werden.

Diskussion

5.1 Vorversuche und Varianzen der Funktionsteste

Innerhalb dieser Versuchsreihe konnte in den drei Funktionsassays gezeigt werden (Kapitel 4.1.3), dass bei ca. der Hälfte der Probanden nach Depletion der CD25^{high} T Zellpopulation eine Steigerung in der Alloreaktivität zu verzeichnen ist. Das bedeutet, diese Probanden hatten eine erhöhte Proliferation der CD4$^+$ und CD8$^+$ T Zellen, sowie eine erhöhte IFNγ-Produktion im CBA und Elispot. Bei den anderen Probanden war teilweise ein gegenteiliger Effekt zu erkennen. Um zu klären, ob diese Schwankungen/Effekte innerhalb der Reaktivitäten durch die Treg-Abreicherung oder vielleicht nur durch die Intra-Assay-Varianzen verursacht wurden, war die Bestimmung der Varianzen ein weiterer Teil dieser Fragestellung. In Tabelle 5 sind die Varianzen der einzelnen Funktionsassays kurz aufgezeigt.

Funktionsassay	Variationskoeffizient Cv[%]
Proliferationsassay	19,4
Cytokinassay(CBA)	21,18
Elispot	42,6

Tabelle 5 Variationskoeffizient Cv der Funktionsassays

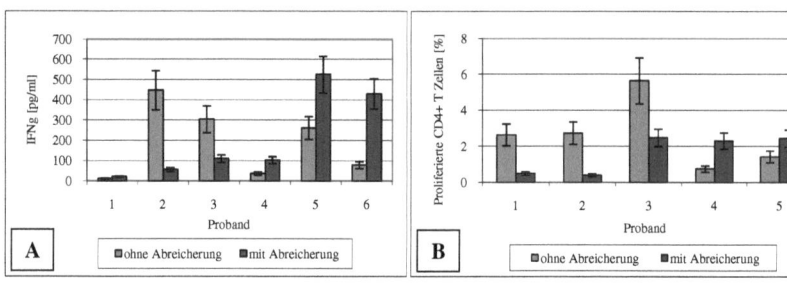

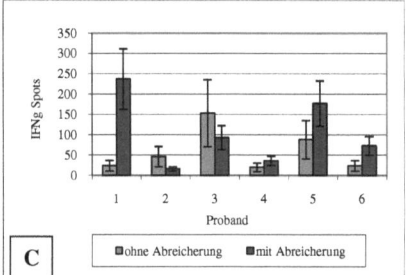

Abbildung 62 *Treg-Abreicherung unter Berücksichtigung des Variationskoeffizienten* (Cv): gezeigt sind die Daten von 5 bzw. 6 Probanden mit denen die Variationskoeffizienten der Funktionsteste bestimmt wurden. Die Erhöhung der Alloreaktivität in den Assay ist nicht nur mit den Variationskoeffizienten erklär, sonder ist ein Effekt der CD25-Abreicherung (A) CBA, IFNγ Sekretion; (B) CFSE-Assay, am Beispiel der CD4$^+$ Proliferation; (C) Elispot

Diskussion

Betrachtet man erneut die Resultate der Funktionsassays nach Treg-Abreicherung unter Berücksichtigung des Variantionskoeffizienten (Abbildung 62), so ist zu erkennen, dass die Erhöhung der Alloreaktivität kein Effekt der Intra-Assay-Varianzen ist. Die Steigerung der Alloreaktivität kann als Folge der Treg-Depletion in der Responderzellpopulation angesehen werden. Auch in der Literatur sind Berichte über ähnliche Untersuchungen zu finden. Zum Beispiel haben A.D.Salama et al. [75] die $CD25^+$ regulatorischen T Zellen in PBMC's von transplantierten Patienten mittels anti-CD25 Antikörpern depletiert. Anschließend wurde die Veränderung in der peptidspezifischen IFNγ-Antwort untersucht. In sechs von 15 Patienten konnte eine signifikante Steigerung der IFNγ-Spots im Elispot nach Treg-Depletion beobachtet werden. M. Mesel-Lemoine et al. [76] konnten im Maus Modell zeigen, dass eine Depletion der regulatorischen T Zellen zu einer beschleunigten GVHD (Graft versus host disease) führt. All diese Ergebnisse zeigen einen deutlichen Effekt der Treg bzw. der Treg-Abreicherung auf die Alloreaktivität und bestätigen die erarbeiteten Daten.

Es war innerhalb der Funktionsassays jedoch auch zu erkennen, dass nicht alle Probanden diese Steigerung der Alloreaktivität aufweisen. Dies kann vielleicht damit erklärt werden, dass bei der Treg-Abreicherung auch aktivierte Effektorzellen depletiert wurden, die nach Aktivierung ebenfalls CD25 hoch regulieren und somit eine Differenzierung zwischen regulatorischen Zellen und Effektorzellen erschwert wird. Die Depletion einiger Effektorzellen im Assay könnte zu einer Verminderung der Alloantwort führen.

5.2 Isolation der humanen $CD4^+CD25^+$ regulatorischen T Zellen

Aufgrund der postulierten und durch die Abreicherung bestätigten Effekte der $CD4^+CD25^+$ regulatorischen T Zellen auf die Alloreaktivität, wurde eine geeignete Isolationsmethode mittels des $CD4^+CD25^+$ Isolation Kits der Firma Miltenyi etabliert. Mit dem beigefügten Miltenyi-Isolationsprotokoll konnte jedoch nur eine Reinheit von 40-60% der $CD4^+CD25^+$ Treg's erreicht werden. Diese Daten sind mit den Reinheiten der Magnetic-Bead basierenden Isolationen von P.Hoffmann et al. vergleichbar [77], die regulatorische T Zellen unter GMP-Bedingungen für die klinische Anwendung isolierten. Auch D.G.Wichlan et al.[78] isolieren die regulatorischen T Zellen über eine auf MACS Beads (Miltenyi) basierende Methode und konnten ebenfalls nur Reinheiten von ca. 50 % $CD4^+CD25^+$ T Zellen erzielen. Diese Reinheiten wären für eine spätere klinische Therapie, d.h. einem adoptiven Transfer von ex vivo expandierten Treg's, nicht akzeptabel, da hier die Übertragung von potentiellen

Diskussion

Effektorzellen besteht. Aus diesem Grund wurde das Isolationsprotokoll durch Reduktion der CD25 MicroBeads auf 2 µl per 1×10^7 Zellen optimiert. Damit konnte eine Steigerung der Reinheit auf über 90% erreicht werden. Auch in der Literatur sind Daten dazu zu finden. H. Jonuleit et al. [79] setzten 3 µl der CD25 MicroBeads ein und konnten eine Reinheit >95% zeigen.

Im Vergleich mit Literaturdaten sind die Daten der optimierten Treg-Isolation sehr gut. Ein Nachteil dieser optimierten Isolation, ist die geringe Ausbeute an regulatorischen T Zellen. Die Isolationen dieser Dissertation wurden aus 150 ml Blut vorgenommen. Genauere Berechnungen der theoretischen und praktischen Ausbeute zeigten einen dramatischen Verlust an isolierten CD4$^+$CD25$^+$ T Zellen. Zu Lasten der hohen Reinheit gehen im zweiten Isolationsschritt rund 90 % der theoretisch berechneten regulatorischen T Zellen verloren (Abbildung 63).

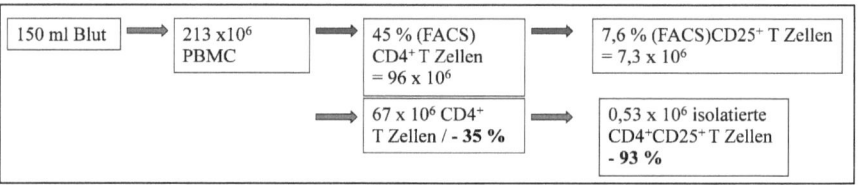

Abbildung 63 Berechnung der theoretischen und praktischen Ausbeute zeigen einen dramatischen Verlust an isolierten CD4$^+$CD25$^+$ T Zellen; ➡ theoretischen Berechnung anhand von FACS-Daten, ➡ praktische Ausbeute nach Isolation

Vielleicht können Isolationen über andere Isolationsprotokolle in Zukunft bei gleichbleibender Reinheit eine Steigerung der Ausbeute bringen. Die Firma Miltenyi hat in den letzten Monaten weitere Kits für die Treg-Isolation entwickelt, die nun innerhalb dieses Projektes (in Zukunft) getestet werden müssten. Im Vordergrund einer optimalen Isolation stehen dabei weiterhin eine sehr hohe Reinheit der isolierten Zellen bei einem möglichst kleinen Verlust an Zellen während der Isolationsprozedur. In Hinblick auf die klinische Anwendung der isolierten und expandierten Treg's ist jedoch die hohe Reinheit der niedrigen Ausbeute vorzuziehen, um einen Cotransfer von Effektorzellen zu vermeiden.

Diskussion

5.3 Kultivierung und Expansion der isolierten regulatorischen T Zellen

Der geringe Prozentsatz an nTreg im peripheren Blut stellt ein grundlegendes Problem für die klinische Anwendung dar. Daher ist im Vorfeld eines therapeutischen Einsatzes eine *in vitro* Expansion unter Aufrechterhaltung des suppressiven Potentials der nTreg, notwendig. Für die Expansion der isolierten CD4$^+$CD25$^+$ regulatorischen T Zellen wurden verschiedene Expansionsprotokolle mit CD2-, CD3- und CD28 ExpansionBeads, mit autologen/allogene Feederzellen bzw. Kombinationen aus Beads und Feederzellen etabliert. Mit diesen Protokollen ist es möglich die isolierten T Zellen im Fall der ExpansionBeads um das 100-380fache und mit einer Kombination aus allogenen Feederzellen und Beads um das 18-41fache zu expandieren. Die Kultivierung mit autologen Feederzellen führte zu sehr niedrigen Expansionsraten, sodass sie für die Expansion von regulatorischen T Zellen nicht optimal ist.

Auch in der Literatur sind viele Daten zu Treg-Expansionen zu finden.[80, 81]. K.E.Earle et al. [82] konnten mittels anti-CD3/anti-CD28 -Beads CD4$^+$CD25^{high} T Zellen um das 200fache expandieren. W.R.Godfrey et al. [83] zeigten in ihrem Paper die Expansion von MACS-isolierten CD4$^+$CD25$^+$ Treg's mittels anti-CD3/anti-CD28 –Beads in Kombination mit Feederzellen. Dabei konnte diese Arbeitsgruppe für Bead-expandierte Treg's eine Expansionsrate um das 100-120fache und in Kombination mit Feederzellen um das 20fache erzielen (Abbildung 64). Diese Resultate sind mit den Expansionen dieser Promotionsarbeit vergleichbar.

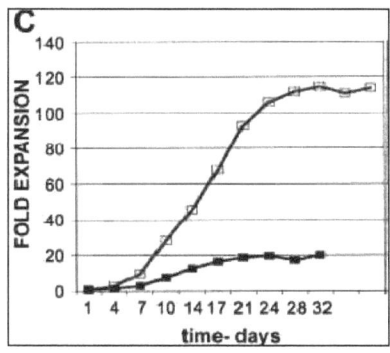

Abbildung 64 Expansion isolierter CD4$^+$CD25$^+$ Treg's mittels anti-CD3/anti-CD28-Beads (□) und Feederzellen (■), entnommen aus „In vitro-expanded human CD4+CD25+ T regulatory cells can markedly inhibit allogeneic dendritic cell-stimulated MLR cultures" [83]

Diskussion

5.3.1 Analyse der expandierten Treg's

5.3.1.1 Suppression der T Zellproliferation und der IFNγ-Sekretion

Die Effekte der expandierten $CD4^+CD25^+$ regulatorischen T Zellen wurden durch den Zusatz der Treg's in den Mixed Lymphocyte Reactions (MLR's) der einzelnen Funktionsassays getestet. Im Proliferationsassay konnte lediglich eine Suppression der allogenen Antwort der $CD8^+$ T Zellen detektiert werden. Die Proliferation der $CD8^+$ T Zellpopulation konnte dabei durch Bead-expandierte Treg's um 66,5% und durch alloFZ-expandierte Treg's um 82 % supprimiert werden. Dies zeigt eine höhere Spezifität bzw. Suppressivität der mit allogenen Feederzellen expandierten Treg's. Diese regulatorischen T Zellen wurden bereits in der Expansionskultur durch bestrahlte Feederzellen des Stimulators kultiviert, was vielleicht zur Expansion Stimulator-spezifischer Treg's führte und eine Erklärung für die höhere Suppressivität sein könnte.

Auch in der Literatur sind Daten zu finden, die zeigen, dass expandierte regulatorischen T Zellen die Immunantworten von $CD8^+$ T Zellen unterdrücken können [84]. Einen Vergleich der Literaturdaten mit unseren Befunden zeigt Tabelle 6. Leider weisen die einzelnen Literaturdaten sehr große Unterschiede in der Form der Responderzellen und der Art der Stimulation auf. Dadurch ist es sehr schwierig die Literaturdaten mit denen dieser Dissertation zu vergleichen. Im Folgenden soll jedoch trotzdem versucht werden, die Suppressionsergebnisse durch die expandierten humanen regulatorischen T Zellen innerhalb dieser Arbeit zu diskutieren und zu erläutern.

Diskussion

Ursprung der Daten	Stimulation der Responderzellen	Resultate
Daten dieser Dissertation	allogene Stimulation durch CD3-depletierte Stimulator-PBMC's Responderzellen=PBMC's	Proliferationsassay → Suppression der CD8-T Zellen, keine Suppression der CD4+ T Zellen Cytokinassay → 1. Suppression der IFNγ-Sekretion + keine Erhöhung der IL10 Produktion 2. Anstieg der IFNγ-Produktion, mit gleichzeitigem Anstieg der IL10-Sekretion
Câmara et al. [85]	Stimulation mit CD3/CD28 Beads, Responderzellen =CD8+T Zellen	Suppression der CD8+ T Zellen
Wood et al. [86]	allogene Aktivierung der Treg's	Induktion der IFNγ mRNA und Sekretion von IFNγ durch Treg's
Härinder et al. [88]	Stimulation mit CD3/CD28 Beads, Responderzellen =SEB-aktivierte T Zellen	Inhibition der Zellproliferation durch IL10 und IFNγ-produzierende $CD4^+CD25^{--}IL7R\alpha^-$ Zellen
Venken et al. [74]	CD4+CD25- Zellen = Responder, anti-CD3-Stimulation	Suppression der CFSE-gelabelten CD4+ Responderzellen
Jiand et al. [89]	CD4+CD25- Zellen = Responder, Stimulation durch DC's oder CD3/CD28 Beads	Suppression der CFSE-gelabelten CD4+ Responderzellen
Hoffmann et al. [81]	CD4+CD25- Zellen = Responder, allogene Stiumlation +OKT3	Suppression der CD4+ Responderzellen
Golovina et al.	Responderzellen = PBMC's Stimulation mit CD3 oder CD3/CD28 Beads	Suppression der CD8+ T Zellproliferation keine Aussage über CD4+ Proliferation

Tabelle 6 *Vergleich der Suppressionsdaten durch regulatorische T Zellen* zwischen Resultaten dieser Dissertation und Literaturdaten

N.O.S.Câmara et al. [85] untersuchten speziell die Effekte humaner $CD4^+CD25^+$ Treg's auf die $CD8^+$ T Zellaktivierung. Dabei konnten sie eine Treg-Konzentrations-abhängige Suppression der stimulierten $CD8^+$ T Zellen nachweisen und die Daten dieser Arbeit bestätigen. Es ist jedoch zu beachten, dass die Art der Responderzell-Stimulation im Vergleich zur allogenen Stimulation unserer Experimente variiert.

Diskussion

Neben der CD8$^+$ T Zellproliferation wurden in unseren Versuchen parallel die Effekte der Treg's auf die CD4$^+$ T Zellpopulation erfasst. Die Proliferation der CD4$^+$ T Zellen zeigte einen gegenteiligen Effekt, die Zunahme der Proliferation. Gleichzeitig konnte aber auch eine Steigerung der IL10 Sekretion im Cytokinassay (CBA) festgestellt werden. Eine mögliche Erklärung für dieses Phänomen könnte die Induktion adaptiver regulatorischer T Zellen sein, die aus der Responderzellpopulation hervor gehen. Aufgrund der steigenden IL10 Produktion kann auf Tr1 Zellen geschlossen werden. Diese Tr1 regulatorischen T Zellen sind Foxp3 negativ und üben ihre suppressorischen Eigenschaften über die Sekretion von IL10 und TGFβ aus [57]. Weiterhin produzieren diese Zellen transient IFNγ.

Im Paper von K.J.Wood et al. [86] wird dieses Thema in Bezug auf Transplantationen behandelt. Im Kontext von Transplantationen konnte gezeigt werden, dass induzierbare regulatorische T Zellen nach Aktivierung durch ihr Alloantigen in vivo und in vitro die mRNA für IFNγ hoch regulieren. Das produzierte IFNγ wird für die suppressive Aktivität der Zellen benötigt. IFNγ hat anti-inflammatorische Eigenschaften, die die Inhibition der T Zellproliferation und die Induktion von Apoptose bei naiven und Th2 Zellen mit einschließt (Abbildung 65). Weiterhin können die induzierten Tr1 Zellen durch die transiente Produktion von IFNγ, die Aktivität der anwesenden APC's beeinflussen, wodurch suppressorische Mechanismen aktiviert werden. Diese Befunde könnten eine Erklärung für die Erhöhung der CD4$^+$ Proliferation in den Proliferationstests dieser Arbeit sein. Da aus den Responderzellen adaptive regulatorische T Zellen entstehen, ist hier keine Suppression erkennbar. Auch die fehlende bzw. nur leichte Suppression der IFNγ-Produktion im CBA, kann mit der transienten IFNγ-Sekretion durch adaptive Treg's zusammenhängen. Ein Hinweis darauf ist die gleichzeitige Zunahme der IL10-Produktion, einem suppressiven Cytokin [87] der Tr1 Zellen.

Eine weitere mögliche Ursache für die ansteigende CD4$^+$ Proliferation und die Sekretion von IFNγ könnten die von B.Häringer et al. [88] beschriebenen Effektor-ähnlichen CD4$^+$CD25$^-$ IL7Rα$^-$ Zellen sein. Diese Zellen coproduzieren IL10 und IFNγ, können aber kein IL2 sekretieren. Diese Zellen sind weiterhin Foxp3 negativ und können laut Literatur die Proliferation der T Zellen in einer IL10-abhängigen Art inhibieren.

Diskussion

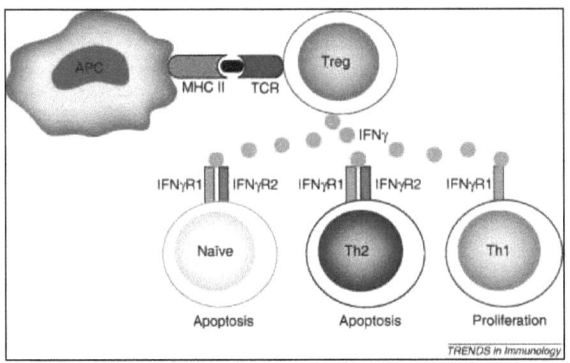

Abbildung 65 *IFNγ Produktion durch induzierbare regulatorische T Zellen* und die Effekte auf die T Zellaktivierung, entnommen aus "Interferon gamma: a crucial role in the function of induced regulatory T cells in vivo", [86]

In der Literatur konnte jedoch in vielen Fällen gezeigt werden (siehe Beispiele Tabelle6), dass expandierte regulatorische T Zellen die Proliferation von $CD4^+$ Responderzellen supprimieren können. Dies steht weiterhin im Kontrast zu den Resultaten dieser Arbeit.

Eine zusätzliche Erklärung könnte der bereits angesprochene Unterschied in der Durchführung der Funktionsassays sein. Viele Suppressionsdaten in der Literatur wurden durch die Cokultur von expandierten Treg's mit ausschließlich $CD4^+CD25^-$ Responderzellen generiert (Abbildung 66). [74, 81, 89] Innerhalb dieser Arbeit wurde die gesamte PBMC-Population als Responder eingesetzt. Für den Einsatz des Proliferationsassays zur Validierung der Treg-Eigenschaften innerhalb einer vielleicht zukünftigen Treg- Zelltherapie für transplantierte Patienten müssen die Gesamt-PBMC's als Responder eingesetzt werden, da diese am besten die in vivo Situation des späteren Patienten simulieren können.

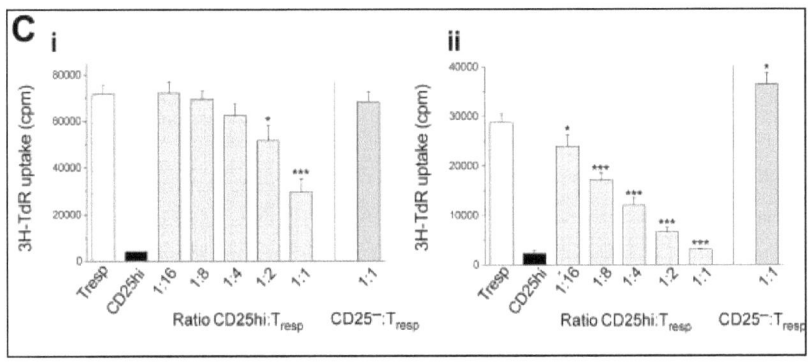

Abbildung 66 *Suppressorische Effekte der expandierten Treg's auf die $CD4^+$ Responder T Zellen*, entnommen aus „Large-scale in vitro expansion of polyclonal human $CD4+CD25^{high}$ regulatory T cells", [81]

Diskussion

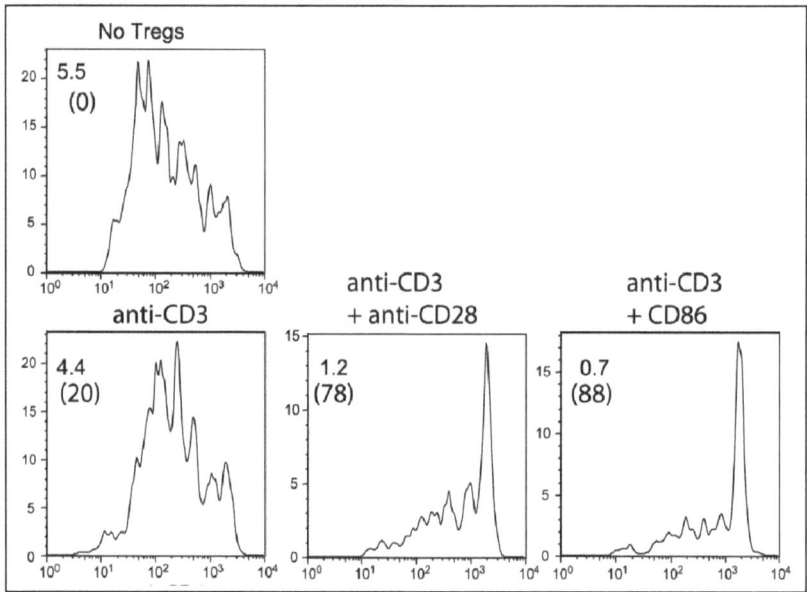

Abbildung 67 *Suppression autologer CD8⁺ Responderzellen stimuliert mit CD3 bzw. CD3/CD28-Beads* und einer Treg:Responder-Ratio von 1:4, entnommen aus „CD28 costimulations essential for human T regulatory expansion and function [90]

Nur Mitarbeiter der Arbeitsgruppe von B. Blazar zeigten mit humanen PBMC-Responder-Zellen die suppressiven Eigenschaften expandierter regulatorischer T Zellen. [90] In den Versuchsreihen wurde ein ähnliches CFSE-basierendes Proliferationsassay verwendet und die Suppressivität auf die T Zellpopulationen untersucht. Leider werden in diesem Paper nur die Suppressionsdaten der CD8-T Zellpopulation gezeigt, welche die Ergebnisse dieser Arbeit wiederspiegeln (Abbildung 67). Die Suppressivität auf die CD4⁺ T Zellen des Responders wird nicht gezeigt. Um eine Bestätigung oder Widerlegung der CD4-Daten darstellen zu können, müssten die Versuche mit dem Versuchsprotokoll aus dem Blazar-Paper wiederholt werden.

Im Proliferationsassay, d.h. innerhalb der CD8⁺ T Zellproliferation und im IFNγ-Elispot war eine Suppression durch die eingesetzten regulatorischen T Zellen erkennbar. Gleichzeitig konnte im CBA (Cytokinassay) mit steigender Zellzahl der Treg's eine zunehmende Produktion von IL10 detektiert werden. Dies lässt vermuten, dass es sich bei den expandierten Treg's hauptsächlich um Tr1-Zellen handelt, die während der Expansion, durch die IL10-Sekretion der nTreg's induziert worden sind oder in der MLR aus den CD4⁺ Responder adaptiv entstan-

Diskussion

den sind. Der Entstehung der Tr1 Zellen aus Responderzellen ist der Vorzug zu geben, da durch Markierung der expandierten Treg's in der MLR mit pKH 26 Red keine Veränderungen in der $CD4^+$ Proliferationprofil festzustellen waren.

5.3.1.2 DNA-Methylierung von Foxp3 in expandierten regulatorischen T Zellen

Im Verlauf dieser Promotionsarbeit wurde durch die immer währenden Anstrengungen verschiedener Wissenschaftler eine neue Möglichkeit der Identifizierung und Analyse von $CD4^+CD25^+Foxp3^+$ regulatorischen T Zellen, die DNA-Demethylierungsanalyse entwickelt. DNA-Methylierungen stellen eine biologisch und chemisch stabile epigenetische Modifikation der DNA dar [91] und regulatorische T Zellen weisen in einer hoch-konservierten Region, der Treg spezifischen demethylierten Region (TSDR), im humanen Foxp3-Gen eine kontinuierliche Demethylierung auf. Alle weiteren Hauptzelltypen des peripheren Blutes weisen diese Demethylierung nicht auf. Auch bei aktivierten Effektorzellen, die transient Foxp3 exprimieren konnte keine Demethylierung festgestellt werden. Effektorzellen sind im Bereich der TSDR methyliert.[44, 91-93] Auch ex vivo expandierte regulatorische T Zellen wurden hinsichtlich ihres Methylierungsprofils innerhalb der TSDR untersucht. Baron et al. [44] zeigten, dass expandierte $CD4^+CD25^{high}CD45RA^+$ Treg's auch nach Expansion innerhalb der TSDR vollständig demethyliert sind.

Da diese Methode sehr spezifisch für die Analyse von regulatorischen T Zellen zu sein schien, wurden auch im Verlauf dieser Arbeit Proben vor und nach Expansion genommen, um die Zellpopulation hinsichtlich ihres Treg-Gehaltes zu analysieren (siehe Abschnitt 4.4). Die erhaltenen DNA-Methylierungsdaten für die Proben nach Isolation/vor Expansion korrelieren sehr gut mit den parallel getätigten FACS-Analysen und können auch die oben beschriebenen Literaturdaten bestätigen. Nach Expansion der isolierten regulatorischen T Zellen zeigten sich jedoch im Vergleich zur Literatur Differenzen. Ein dramatischer Rückgang der DNA-Demethylierung in der TSDR wurde detektiert. Erklärbar wäre dies mit einem enormen Auswachsen kontaminierender Effektorzellen in der Expansionskultur oder einer Remethylierung der TSDR innerhalb der Treg's. Eine starke Kontamination durch Effektorzellen ist jedoch sehr unwahrscheinlich, da die expandierten Treg's in den anschließenden Funktionsassays eine deutliche Suppressivität zeigten (siehe Abschnitt 4.3.1). Der These der Remethylierung bzw. dem Verlust der Demethylierung innerhalb der TSDR von expandierten Treg's ist der Vorzug zu geben. Diese kann auch durch das neue Paper von P.Hoffmann et al. [94] bestätigt

Diskussion

werden. P.Hoffmann und Mitarbeiter konnten kürzlich und unabhängig von uns einen Verlust der Foxp3-Expression bzw. einen Verlust der Demethylierung zeigen. Nur für die $CD4^+CD25^+CD45RA^+$ Treg-Population (naive Treg's) konnte weiterhin die Aufrechterhaltung der Foxp3-Demethylierung nach Expansion gezeigt werden.
Eine mögliche Ursache für die partielle Demethylierung bzw. den Rückgang könnte in der Heterogenität der expandierten T reg-Population (naive/memory-Treg, natürliche/adaptive Treg's) gesucht werden. Induzierbare regulatorische T Zellen (Th3 und Tr1-Zellen) expremieren Foxp3 nur transient und zeigen in DNA-Analysen keine kontinuierliche Demethylierung der TSDR. Dies würde sehr gut mit den Ergebnissen der Funktionsassays einhergehen (siehe Abschnitt 4.3.1.2 / 5.3.1), wo mögliche induzierbare regulatorische T Zellen durch den Anstieg der IL10-Sekretion und der nur leichten IFNγ-Suppression angezeigt wurden.
Als Schlussfolgerung der DNA-Methylierungsanalyse von regulatorischen $CD4^+CD25^+$ $Foxp3^+$ T Zellen kann gesagt werden, dass diese Methode der Treg-Analyse sehr gut für frisch isolierte Treg's geeignet ist, jedoch bei expandierten Zellen an ihre Grenzen stößt. Aufgrund der Heterogenität der expandierten Treg's könnte die DNA-Methylierungsanalyse ein falsches Bild der Treg-Population zeigen, denn nicht nur kontaminierende Effektorzellen, sondern auch adaptive/induzierbare Treg's zeigen eine transiente Foxp3-Expression und eine methylierte TSDR. Desweiteren wurde in der Literatur gezeigt, dass Treg's während der Expansion ihre Foxp3-Expression verlieren können und die kontinuierlich Demethylierung innerhalb der Treg spezifischen demethylierten Region nur bei $CD45RA^+$ Treg's nach Expansion erhalten blieb. [94]

5.4 Expansion der isolierten Treg's mit Rapamycin

Aufgrund der Erkenntnisse und Ergebnisse von Abschnitt 4.4 wurde um die Demethylierung von Foxp3 in regulatorischen T Zellen zu erhalten bzw. zu stabilisieren, in einer weiteren Versuchsreihe die Expansion isolierter $CD4^+CD25^{high}$ T Zellen unter Zugabe von 100 nM Rapamycin untersucht. Rapamycin sollte die IL2-abhängige Proliferation von kontaminierenden Effektorzellen inhibieren. Da regulatorische T Zellen nach Stimulation den JAK/STAT-Weg aktivieren und nicht der Signalweg wie in Effektorzellen über mTOR aktiviert wird, sind sie für die Rapamycin-induzierte Inhibition unempfindlich (siehe Abschnitt 1.1) und sollen über die Zugabe von Rapamycin selektiv expandiert werden können.[64, 68, 71, 95, 96]

Diskussion

Mittels Rapamycin war es möglich die Werte für das intrazelluläre Foxp3 zu verbessern bzw. Foxp3-Werte ähnlich dem Tag0 nach Isolation zu erhalten. Auch in der Literatur sind bezüglich Foxp3 und Rapamycin Daten zu finden, die den Erhalt der Foxp3-Expremierung bestätigen [68]. M.Battaglia et al. [64] konnten zeigen, dass Rapamycin zu einer selektiven Expansion von $CD4^+CD25^+Foxp3^+$ regulatorische T Zellen führt.
Auch die Expansionsraten der Kulturen mit Rapamycin lagen für die unterschiedlichen Expansionsprotokolle zwischen dem 39 und dem 105fachen. Damit liegen sie unter den Raten der Kulturen ohne Rapamycin, sind jedoch mit Daten aus der Literatur vergleichbar. L.Strauss et al. [71] Expandierten humane $CD4^+CD25^+$ Treg's mit Hilfe von bestrahlten PBMC's, IL2 sowie anti-CD3/anti-CD28-Beads und 1 nM Rapamycin. Nach drei Wochen Kultur erhielten sie eine um das 100-150fache expandierte Treg-Population. D.-G.Lim et al. konnten weiterhin die Ergebnisse der reduzierten Expansionsraten im Vergleich zu Kulturen ohne Rapamycin bestätigen. [97]
Die Resultate der intrazellulären Foxp3 FACS-Analyse sollten durch die Untersuchung der DNA-Methylierung innerhalb von Foxp3 bestätigt werden. Analog zu den Experimenten ohne Rapamycin wurden nach der Isolation/vor Expansion und nach Expansion Proben für die Analyse der DNA-Methylierung innerhalb der TSDR genommen. Nach Auswertung der Ergebnisse war keine Stabilisierung der Demethylierung innerhalb von Foxp3 erkennbar. Nur ein Proband, Proband 3, zeigte während der Etablierungsversuche von Rapamycin in den Expansionskulturen einen Erhalt der Demethylierung, der jedoch nach Versuchswiederholung nicht bestätigt werden konnte. Auch hier scheint es sich aber weiterhin um $CD4^+CD25^+$ Treg's zu handeln, da diese, mit Rapamycin-expandierten Treg's in den Funktionsassays auch eine deutliche Suppressivität aufweisen. Somit kann es sich in diesen Expansionskulturen auch nicht um starke Kontaminationen durch Effektorzellen handeln. Die Zunahme der TSDR-Methylierung sollte in den Rapamycin-Expansionen ebenfalls mit möglichen induzierbaren Treg's erklärt werden können. Die Funktion des Rapamycins scheint sich auf die Inhibition der Effektorzellen zu beschränken.

5.4.1 Analyse der Rapamycin-expandierten Treg's

Auch die mit Rapamycin expandierten $CD4^+CD25^+$ regulatorischen T Zellen wurden in den einzelnen Funktionsassays hinsichtlich ihrer suppressiven Eigenschaften getestet.

Diskussion

Im Proliferationsassay wurde in dieser Versuchsreihe ebenfalls nur eine Suppression der CD8$^+$ T Zellen festgestellt. Die CD4$^+$ Proliferation unter Zugabe der expandierten Treg's zeigte weiterhin einen gegenteiligen Effekt, eine Steigerung in der Proliferation. Dies könnte an der bereits besprochenen Induktion von Foxp3$^-$ Tr1 Zellen aus Responderzellen bzw. an den unterschiedlichen Aufbau der Funktionsassays hinsichtlich der Responderzellen liegen (siehe Abschnitt 5.3.1.1).

Im Cytokinassay war eine Suppression IFNγ-Produktion bei einigen Probanden zu erkennen, was gleichzeitig mit einer Abnahme der IL10-Sekretion verbunden war. Im Gegensatz dazu zeigten auch einige Probanden keine IFNγ-Suppression mit gleichzeitiger Steigerung der IL10 Produktion. Erklärt werden könnte dies mit der Heterogenität der expandierten Treg-Populationen in den einzelnen MLR. Eine deutliche IFNγ-Suppression und eine Abnahme der IL10-Produktion, sowie eine Suppression in den anderen Assays, spricht für CD4$^+$CD25$^+$Foxp3$^+$ nTreg's. Keine IFNγ-Suppression, eine IL10-Steigerung, aber eine Suppression in den anderen Assays (CFSE und Elispot) sprechen für die Induktion von Tr1 in der MLR.

Auch im Elispot konnte eine Suppression durch die expandierten regulatorischen T Zellen beobachtet werden, was deutlich für die Expansion von regulatorischen T Zellen spricht. Neben der Suppression durch die Rapamycin-Treg's, war in den einzelnen Funktionsassays zu erkennen, dass die Treg's aus den Kulturen mit Rapamycin eine höhere Suppressivität aufweisen.

Ursache dafür könnte die bessere Reinheit der Rapamycinkulturen sein, da Rapamycin das Auswachsen und die Kontamination durch Effektorzellen inhibiert. Somit ist der Anteil an Nicht-Treg's in diesen Kulturen sehr viel niedriger. Die Effektivität dieser Treg-Expansionen in den Assays könnte damit erhöht sein.

Eine weitere Erklärung könnte auch der größere Gehalt an Foxp3$^+$ Treg's sein, denn auf Protein-Ebene war im FACS eine deutliche Stabilisierung der Foxp3-Expression zu erkennen. Ähnliche Effekte wurden auch von P.Monti et al. [95] beschrieben. Hier konnte mit Treg's von Diabetes Typ 1 Patienten gezeigt werden, dass mit Rapamycin behandelte regulatorische T Zellen eine höhere Suppressivität aufweisen.

Weiterhin können die Daten durch weitere Literaturwerte bestätigt werden. J.J.A.Coenen [70] et al. sowie C.A. Keever-Taylor et al. [98] konnten ebenfalls zeigen, dass regulatorische T Zellen aus Rapamycin-Kulturen die Proliferation von Effektor T Zellen stärker supprimieren können.

6 Zusammenfassung

Während der letzten 10 bis 15 Jahre wurden sehr viele neue immunsuppremierende Medikamente für die Behandlung von transplantierten Patienten entwickelt. Diese können das Transplantationsergebnis jedoch nur über einen gewissen Zeitraum positiv beeinflussen (Halbwertzeit einer transplantierten Niere 10-12 Jahre). Weiterhin ist die Gabe der Immunsuppressiva mit unangenehmen Nebenwirkungen und Risiken, sowie hohen Kosten verbunden. Aus diesem Grund besteht in den letzten Jahren ein erhöhter Bedarf nach der Entwicklung alternativer Protokolle zur Toleranzinduktion und der Verbesserung des Langzeitüberlebens eines Transplantates.

Ein Top-Kandidat für die Entwicklung eines solchen Toleranzprotokolls stellen die $CD4^+CD25^+$ regulatorischen T Zellen dar. Im Tiermodell bzw. in vitro wurde gezeigt, dass natürliche regulatorische T Zellen (nTreg) die Fähigkeit besitzen, verschiedene T Zell vermittelte Reaktionen im Bereich der Autoimmunität und der Transplantation durch die Induktion und Aufrechterhaltung einer Immuntoleranz gegenüber körpereigenen und fremden Antigene zu supprimieren.

Ziele der vorliegenden Arbeit, mit Ausblick auf eine spätere klinische Anwendung, waren:

1. Die Etablierung einer effektiven Isolationsmethode für humane $CD4^+CD25^+$ regulatorische T Zellen. Dabei war eine Isolationsmethode zu wählen, die auch in die spätere klinische Anwendung umsetzbar ist.

2. Die Etablierung und Austestung verschiedener *in vitro* Expansionsmethoden für humane $CD4^+CD25^{high}$ T Zellen unter Aufrechterhaltung ihrer suppressorischen Eigenschaften.

3. Analyse der expandierten humanen regulatorischen T Zellen hinsichtlich ihres Phänotyps und ihrer suppressorischen Funktionalität mittels geeigneter Funktionsassay, wie Proliferationsassay, Cytokinassay und Elispot.

Die $CD4^+CD25^+$ Treg's innerhalb dieser Arbeit wurden mittels des $CD4^+CD25^+$ Isolationskit der Firma Miltenyi und einem verbesserten Protokoll isoliert. Dabei konnten hohe Reinheiten

Zusammenfassung

von > 90 % für die $CD4^+CD25^{high}$ Treg's erreicht werden. Ein großer Nachteil dieser Methode ist der hohe Verlust an Zellen während der Isolation, doch im Hinblick auf die spätere klinische Anwendung, war den hohen Reinheiten und geringen Kontaminationen durch Effektorzellen gegenüber dem Verlust an Zellen, der Vorzug zu geben.

Nach Isolation wurden die Treg's in Kulturen mit CD2-, CD3- und CD28 ExpansionBeads, autologen bzw. allogenen Feederzellen, sowie einer Kombination aus Beads und Feederzellen expandiert. Dabei konnten die höchsten Expansionsraten mit ExpansionBeads (100-300fache) bzw. einer Kombination aus allogenen Feederzellen und ExpansionBeads erreicht werden. Um eine Suppressivität der expandierten regulatorischen T Zellen zu analysieren, wurden 3 verschiedene Funktionsteste verwendet:

1. Ein auf CFSE-basierendes Proliferationsassay zur Detektion immunregulatorischen Effekte auf die $CD4^+$ und $CD8^+$ T Zellen.
2. Eine Th1/Th2 Cytokinassay zur Bestimmung der suppressorischen Effekte auf die Cytokinsekretion.
3. Ein IFNγ-Elispot zur Quantifizierung der IFNγ-produzierenden Zellen.

Dabei wurden die Treg's nach Expansion in verschiedenen Konzentrationen (verschiedene Treg:Responder-Ratios) einer „Mixed Lymphocyte Reaction" (MLR) aus PBMC-Responderzellen und CD3-depletierten Stimulatorzellen zugesetzt. Im Proliferationsassay konnte gezeigt werden, dass die Suppression der expandierten Treg's nur auf die $CD8^+$ Responder-T Zellen beschränkt war. Innerhalb der $CD4^+$ T Zellen wurde ein gegenteiliger Effekt detektiert. Im Zusammenhang mit dem Cytokinassay (CBA) und dem IFNγ-Elispot könnte dies auf mögliche induzierbare regulatorische T Zellen hinweisen, da im Cytokinassay ein Anstieg der IL10 Sekretion verzeichnet werden konnte. Im Elispot wurde eine Suppression der IFNγ-Produzenten festgestellt.

Während der Arbeit an diesem Projekt wurden weitere mögliche Marker und Methoden für die Identifizierung und Analyse von $CD4^+CD25^+$ regulatorischen T Zellen entdeckt bzw. entwickelt. Dazu gehören vor allem der Transkriptionsfaktor Foxp3 und die Analyse der DNA-Demethylierung im Foxp3-Gen. FACS-Analysen der Foxp3-Population nach Isolation zeigten, dass die isolierten Treg's in diesem Projekt zu 80 % positiv waren. Nach Expansion

Zusammenfassung

dieser Zellen wurde jedoch festgestellt, dass die intrazelluläre Foxp3-Expression dramatisch zurück ging. Auch innerhalb der DNA-Analyse konnten diese Ergebnisse bestätigt werden. Nach Isolation der $CD4^+CD25^+$ regulatorischen T Zellen mit einer Reinheit > 90 % und ca. 80 % $Foxp3^+$ T Zellen konnten die FACS-Daten durch die DNA-Analyse bestätigt werden. Rund 80 % der isolierten Zellen zeigten eine Demethylierung. Auch nach Expansion wurden Proben genommen und hinsichtlich ihres DNA-Methylierungsmusters untersucht. Nach Expansion konnte der starke Rückgang der Foxp3-Expression durch einen enormen Rückgang der TSDR-Demethylierung bestätigt und bereits zu Beginn der Expansionskultur detektiert werden. Für die zunehmende Methylierung der TSDR könnten starke Kontaminationen durch Effektorzellen sprechen. Da die expandierten Treg's jedoch deutliche suppressive Eigenschaften in den Funktionsassay zeigten, scheint eine Erklärung durch induzierbare, transient Foxp3-expremierenden regulatorische T Zellen wahrscheinlicher.

Um die Foxp3-Expression und die DNA-Demethylierung zu stabilisieren, wurde den Expansionskulturen gegen Ende der Promotionsarbeit Rapamycin zugesetzt. Rapamycin sollte laut Literatur die selektive Expansion $Foxp3^+$ Treg's fördern und das Auswachsen von kontaminierenden Effektorzellen inhibieren. Innerhalb der Expansionen mit Rapamycin zeigte sich, dass Rapamycin einen positiven Effekt auf die intrazelluläre Foxp3-Expression hat. In FACS-Analysen konnte eine deutliche Erhöhung der Foxp3 positiven T Zellen im Vergleich zu Kulturen ohne Rapamycin bis hin zu vergleichbaren Werten gegenüber Tag0 (nach Isolation) detektiert werden. Innerhalb der DNA-Analyse zeigten die mit Rapamycin expandierten regulatorischen T Zellen jedoch weiterhin einen dramatischen Rückgang der TSDR-Demethylierung. Auch hier kann von einer Erklärung durch kontaminierende Effektorzellen abgesehen werden, da auch die mit Rapamycin expandierten T Zellen in den Funktionsassays suppressive Eigenschaften zeigten. Rapamycin führte sogar zu einer Erhöhung der Suppressivität.

Abschließend und zusammenfassend wurde innerhalb dieser Promotionsarbeit ein Isolationsprotokoll für sehr hohe Treg-Reinheiten und einen zukünftigen klinischen Einsatz etabliert. Weiterhin wurden verschiedene Expansionsprotokolle entwickelt, die es ermöglichen, das Problem der geringen Verfügbarkeit von Treg's im peripheren Blut bzw. der geringen Ausbeute nach Isolation zu überbrücken und eine effiziente Expansion der isolierten Zellen mit Erhalt des suppressiven Potentials erlaubt. Es ist jedoch fest zu halten, dass die expandierten

Zusammenfassung

Treg's ihre Foxp3-Expression, sowie die DNA-Demethylierung innerhalb der TSDR verlieren, die auch durch die Gabe von Rapamycin in die Expansionskulturen nur partiell verbessert werden konnte. Aufgrund der weiterhin bestehenden Suppressivität können jedoch größere Kontaminationen durch Effektorzellen ausgeschlossen werden. Die Ursache ist vielmehr in der Heterogenität der expandierten Treg-Population, d.h. dem vielleicht verstärkten Auswachsen an induzierbaren, transient Foxp3-expremierenden regulatorischen T Zellen zu suchen.

7 Ausblick

Innerhalb dieser Arbeit wurden die humanen $CD4^+CD25^+$ regulatorischen T Zellen mittels des $CD4^+CD25^+$ Isolation-Kits der Firma Miltenyi und einem verbesserten Protokoll isoliert. Diese Firma hat jedoch im Verlauf meiner Promotion weitere IsolationsKits für regulatorische T Zellen entwickelt. Diese beruhen auf den Markern CD127, CD49d und CD45RA. Im weiteren Verlauf dieses Projektes müssten diese Kits im Vergleich zum $CD4^+CD25^+$ Kit getestet werden. Die daraus resultierenden isolierten Treg's müssten im gesamten Versuchsablauf (Expansion, phänotypische Analyse, DNA-Analyse und Funktionsteste) validiert werden. Um eine genaue Analyse bzw. Vergleich tätigen zu können, müsste das FACS-Panel ebenfalls um die genannten Marker erweitert werden.

Weiterhin stellt die fehlende Suppression der $CD4^+$ T Zellen ein Problem dar. Um genau evaluieren zu können, ob der Grund in den unterschiedlichen Versuchsdurchführung, Responderzellen bzw. Arten der Stimulationen zu suchen ist, müssten einige Literaturexperimente analog den dort beschriebenen Protokollen durchgeführt werden. Am besten würden sich die Proliferationstest der Blazar-Forschungsgruppe eignen [90], da auch hier PBMC's als Responderzellen verwendet werden.

8 Literatur

1. C.A.Janeway, P.T., M.Walport, M.J.Shlomchik, *Immuno Biology - The immune system in health and disease*. 2005. **6th edition**.
2. C.A.Janeway, P.T., M.Walport, M.J.Shlomchik, *Immunologie*. 2002. **5.Auflage**.
3. G.A.Holländer, *Immunologie - Grundlagen für Klinik und Praxis*. Urban und Fischer Verlag, 2006: p. 125.
4. A.K.Abbas, A.H.L., S.Pillai, *Cellular and Molecular Immunology*. Saunders ELSEVIER, 2007.
5. R.Bacchetta, S.G., M.-G. Roncarolo, *CD4+ regulatory T cells: Mechanisms of induction and effector function*. Autoimmune Reviews, 2005. **4**: p. 491-496.
6. D.Dieckmann, H.P., S.Berchtold, *Ex vivo isolation and characterization of CD4+ CD25+ T cells with regulatory properties from human blood*. Journal of Experimental Medicine, 2001. **193**(11): p. 1303-1310.
7. S.Z.Joseffowicz, A.R., *Control of regulatory T cell lineage commitment and maintenance*. Immunity, 2009. **30**: p. 616.
8. E.M.Shevach, *CD4+ CD25+ suppressor T cells: more questions than answers*. Nature reviews - immunology, 2002. **2**.
9. T.L.Holm, J.N., M.H.Claesson, *CD4+CD25+ regulatory T cells: I. Phenotype and physiology*. APMIS, 2004. **112**: p. 629-641.
10. K.J.Wood, S.S., *Regulatory T cells in transplantation tolerance*. Nature reviews - immunology, 2003. **3**: p. 199-210.
11. M.K.Levings, S.A., E.d'Hennezel et al., *Functional dynamics of naturally occurring regulatory T cells in health and autoimmunity*. Adv. Immunol., 2006. **92**: p. 119.
12. H.Waldmann, S.C., *Regulatory T cells: Context matters*. Immunity, 2009. **30**: p. 613.
13. T.A.Chatila, *Role of regulatory T cells in human diseases*. J Allergy Clin Immunol, 2005. **116**: p. 949-959.
14. J.A.Bluestone, A.K.A., *Natural versus adaptive regulatory T cells*. Nature reviews - immunology, 2003. **3**: p. 253-257.
15. V.Pillai, S.B.O., C.K.Wang et al., *Transient regulatory T cells: A state attained by all activated human T cells*. Clin Immunol, 2007. **123**: p. 18-29.
16. A.N.Akbar, L.S.T., M.Salmon et al., *The peripheral generation of CD4+ CD25+ regulatory T cells*. Immunology, 2003. **109**: p. 319-325.
17. R.Y.Lan, A.A.A., Z.-X.Lian, M.E.Gershwin, *Regulatory T cells: Development, function and role in autoimmunity*. Autoimmune Reviews, 2005. **4**: p. 351-363.
18. M.A.Curotto de Lafaille, J.J.L., *Natural and adaptive Foxp3+ regulatory T cells: More of the same or a division of labor?* Immunity, 2009. **30**: p. 626.
19. A.J.Caton, e.a., *CD4+CD25+ regulatory T cell selection*. Ann N Y Acad Sci, 2004. **1029**.
20. T.R.Malek, *The main function of IL2 is to promote the development of regulatory cells*. Journal of Leukocyte Biology, 2003. **74**: p. 961.
21. B.H.Nelson, *IL2, regulatory T cells, and tolerance*. Journal of Immunology, 2004. **172**: p. 3983-3988.
22. C.W.Lio, C.S.H., *A two-step prozess for thymic regulatory T cell development*. Immunity, 2008. **28**: p. 100-111.
23. J.Nielsen, T.L.H., M.H.Claesson, *CD4+CD25+ regulatory T cells: II Origin, disease models and clinical aspects*. APMIS, 2004. **112**: p. 642-650.

24. S.Yamagiwa, J.D.G., S.Hshimoto et al, *A role for TGFβ in the generation and expansion of CD4+ CD25+ regulatory T cells from human peripheral blood.* Journal of Immunology, 2001. **166**: p. 7282-7289.
25. Z.Fehervari, S.S., *CD4+ Tregs and immune control.* J. Clin. Invest., 2004. **114**(9): p. 1209.
26. K.H.G.Mills, *Regulatory T cells: friend or foe in immunity to infection?* Nature reviews - immunology, 2004. **4**.
27. Q.Tang, J.A.B., *The Foxp3+ regulatory T cell: a jack of all trades, master of regulation.* Nature Immunology, 2008. **9**(3): p. 239.
28. A.L.Szymczak-Workman, C.J.W., D.A.A.Vignali, *Cutting Edge: Regulatory T cells do not require stimulation through their TCR to suppress.* Journal of Immunology, 2009. **182**: p. 5188.
29. C.A.Piccirillo, A.M.T., *Cornerstone of peripheral tolerance: naturally occuring CD4+CD25+ regulatory T cells.* Trends Immunol., 2004. **25**(7): p. 374.
30. K.W.Moore, R.d.W.M., R.F.Coffman, A.O'Garra, *Interleukin-10 and the interleukin-10 receptor.* Annual Review of Immunology, 2001. **19**: p. 683-765.
31. D.A.A.Vignali, L.W.C., C.J.Workman, *How regulatory T cells work.* Nature reviews - immunology, 2008. **8**: p. 523.
32. W.J.Grossman, e.a., *Differential expression of granzymes A and B in human cytotoxic lymphocyte subsets and T regulatory cells.* Blood, 2004. **104**.
33. E.M.Shevach, *Mechanisms of Foxp3+ T regulatory cell-mediated suppression.* Immunity, 2009. **30**: p. 636.
34. H.v.Boehmer, *Mechanisms of suppression by suppressor T cells.* Nature Immunology, 2005. **6**(4): p. 338.
35. H.Waldmann, E.A., P.Fairchild et al., *Regulation and privilege in transplantation tolerance.* J.Clin.Immunology, 2008. **28**: p. 716-725.
36. P.J.Coffer, B.M.T.B., *Forkhead-box transcription factors and their role in the immune system.* Nature reviews - immunology, 2004. **4**.
37. H.Yagi, T.N., K.Nakamura et al., *Crucial role of Foxp3 in the development and function of human CD25+CD4+ regulatory T cells.* Int Immunol, 2004. **16**(11): p. 1643-1656.
38. D.J.Campbell, S.F.Z., *Foxp3 modifies the phenotypic and functional properties of regulatory T cells.* Nature reviews - immunology, 2007. **7**: p. 305.
39. T.J.Curiel, *Regulatory T cell development: is Foxp3 the decider?* Nature Medicine, 2007. **13**(3).
40. Y.Zheng, A.Y.R., *Foxp3 in control of the regulatory T cell lineage.* Nature Immunology, 2007. **8**(5): p. 457.
41. M.E.Morgan, J.H.M.v.B., A.M.Bakker et al., *Expression of Foxp3 mRNA is not confined to CD4+CD25+ T regulatory cells in humans.* Human Immunology, 2005. **66**: p. 13-20.
42. J.Wang, e.a., *Transient expression of Foxp3 in human activated nonregulatory CD4+ T cells.* European Journal of Immunology, 2007. **37**(1).43. J.Lezim, *Untersuchung definierter CD4+CD25++T-regulatorischer Zellen (Treg) nach Isolation mit modifiziertem Milteny-Protokoll.* Diplomarbeit, 2008.
44. U.Baron, S.F., G.Wieczorek et al., *DNA demethylation in the human Foxp3 locus discriminates regulatory T cells from activated Foxp3+ conventional T cells.* European Journal of Immunology, 2007. **37**: p. 2378-2389.
45. A.Caballero, N.F., R.Lavado et al., *Tolerogenic response: Allorecognition pathways.* Transplant Immunology, 2006. **17**: p. 3-6.
46. D.S.Game, A.N.W., R.I.Lechler, *Rejection mechanisms in transplantation.* Wiener klinische Wochenschrift, 2001. **113**(20-21): p. 832-838.

Literatur

47. D.S.Game, R.I.L., *Pathways of allorecognition: implications for transplantation tolerance.* Transplant Immunology, 2002. **10**: p. 101-108.
48. A.Bharat, T.M., *Allopeptides and the alloimmune response.* Cellular Immunology, 2007. **248**: p. 31-43.
49. N.J.Rogers, R.I.L., *Allorecognition.* American Journal of Transplantation, 2001. **1**: p. 97-102.
50. S.Jiang, O.H., R.I.Lechler, *New spectrum of allorecognition pathways: implications for graft rejection and transplantation tolerance.* Current Opinion in Immunology, 2004. **16**: p. 550-557.
51. P.N.Rocha, T.J.P., S.D.Crowley et al., *Effector mechanisms in transplant rejection.* Immunological Reviews, 2003. **196**: p. 51-64.
52. B.Samstein, *Choosing between immunity and tolerance after transplantation.* Cellular Immunology, 2007. **248**: p. 44-47.
53. Z.Yong, L.C., Y.X.Mei, L.Yi, *Role and mechanisms of CD4+CD25+ regualtory T cells in the induction and maintenance of transplantation tolerance.* Transplant Immunology, 2007. **17**: p. 120-129.
54. Y.Zhao, X.C.L., *Transplant tolerance: is it really free of concerns?* Trends Immunol., 2007. **28**(9): p. 376.
55. S.Jiang, R.I.L., X.-S. He, et al., *regulatory T cells and transplantation tolerance.* Human Immunology, 2006. **67**: p. 765-776.
56. H.J.P.M.Koen, I.J., *Antigen-Specific regulatory T cell subsets in transplantation tolerance.* Human Immunology, 2006. **67**: p. 665-675.
57. M.-G.Roncarolo, M.B., *Regulatory T cell immunotherapy for tolerance to self antigens and alloantigens in humans.* Nature reviews - immunology, 2007. **7**: p. 585.
58. C.A.Wysocki, Q.J., A.Panoskaltsis-Mortari et al., *Critical role for CCR5 in the function of donor CD4+CD25+ regulatory T cells during acute graft-versus-host disease.* Blood, 2005. **106**(9): p. 3300.
59. R.S.Negrin, J.-Z.H., *Promise and Challenges of human regulatory t cells in the clinic.* Biology of Blood and Marrow Transplantation, 2007. **13**: p. 12-16.
60. J.L.Riley, C.H.J., B.R.Blazar, *Human T regulatory cell therapy: Take a billion or so and call me in the morning.* Immunity, 2009. **30**: p. 656.
61. C.H.June, B.R.B., *Clinical application of expanded CD4+CD25+ cells.* Seminars in Immunology, 2006. **18**: p. 78-88.
62. M.D.Denton, C.C.M., M.H.Sayegh, *Immunosuppressive strategies in transplantation.* The Lancet, 1999. **353**: p. 1083-1091.
63. A.Demirkiran, T.K.H., C.C.Baan et al., *Impact of immunosuppressive drugs on CD4+CD25+Foxp3+ regulatory T cells: Does in vitro evidence translate to the clinical setting?* Transplantation, 2008. **85**(6): p. 783.
64. M.Battaglia, A.S., M.-G.Roncarolo, *Rapamycin selectively expands CD4+CD25+Foxp3+ regulatory T cells.* Blood, 2008. **105**(12): p. 4743.
65. M.E.Cardenas, D.Z., J.Heitman, *Molecular mechanisms of immunosuppression by cyclosporin, FK506 and rapamycin.* Current Opinion in Nephrology and Hypertension, 1995. **4**: p. 472.
66. F.J.Dumont, O.S., *Mechanism of action of the immunosuppressant rapamycin.* Life Sciences, 1996. **58**(5): p. 373.
67. E.K.Rowinsky, *Targeting the molecular target of rapamycin (mTOR).* Current Opinion in Oncology, 2004. **16**: p. 564.
68. S.A.Long, J.H.B., *Combination of rapamycin and IL2 increases de novo induction of human CD4+CD25+Foxp3+ T cells.* Journal of Autoimmunity, 2008. **30**: p. 293-302.

Literatur

69. Y.Qu, B.Z., L.Zhao, et al., *The effect of immunosuppressive drug rapamycin on regulatory CD4+CD25+Foxp3+ T cells in mice.* Transplant Immunology, 2007. **17**: p. 153-161.
70. J.J.A.Coenen, H.J.P.M.K., E.van Rijssen et al., *Rapamycin, and not cyclsporin A, preserves the highly suppressive CD27+ subset of human CD4+CD25+ regulatory T cells.* Blood, 2006. **107**(3): p. 1018.
71. L.Strauss, T.L.W., A.Knights, et al., *Selective Survival of naturally occuring human CD4+CD25+Foxp3+ regulatory T cells cultured with rapamycin.* Journal of Immunology, 2007. **178**: p. 320-329.
72. J.J.A.Coenen, H.J.P.M.K., P.M.Emmer et al., *Allogeneic stimulation of naturally occuring CD4+CD25+ T cells induces strong regulatory capacity with increased donor-reactivity.* Transplant Immunology, 2007. **17**: p. 237-242.
73. S.Fu, A.C.Y., X.Mao et al., *CD4+CD25+CD62+ T regulatory cell subset has optimal suppressive and proliferative potential.* American Journal of Transplantation, 2004. **4**: p. 65-78.
74. K.Venken, M.T., N.Hellings et al., *A CFSE based assay for measuring CD4+CD25+regulatory T cell mediated suppression of auto-antigen specific and polyclonal T cell responses.* Journal of Immunological Methods, 2007. **322**: p. 1-11.
75. A.D.Salama, N.N., M.R.Clarkson et al., *Regulatory CD25+ T cells in human kidney transplant recipients.* Journal of the American Society of Nephrology, 2003. **14**: p. 1643-1651.
76. M.Mesel-Lemoine, M.C., S.Le Gouvello et al., *Initial depletion of regulatory T cells: the missing solution to preserve the immune functions of T lymphocytes designed for cell therapy.* Blood, 2006. **107**(1): p. 381-388.
77. P.Hoffmann, T.J.B., R.Eder et al., *Isolation of CD4+CD25+ regulatory T cells for clinical trials.* Biology of Blood and Marrow Transplantation, 2006. **12**: p. 267-274.
78. D.G.Wichlan, P.L.R., P.Eldrige et al., *Efficient and reproducible large-scale isolation of human CD4+Cd25+ regulatory T cells with potent suppressor activity.* Journal of Immunological Methods, 2006. **315**: p. 27-36.
79. H.Jonuleit, E.S., M.Stassen et al, *Identification and functional characterization of human CD4+ CD25+ T cells with regulatory properties isolated from peripheral blood.* Journal of Experimental Medicine, 2001. **11**: p. 1285-1294.
80. M.K.Levings, R.S., M.-G.Roncarolo, *Human CD25+ CD4+ T regulatory cells suppress naive and memory T cell proliferation and can be expanded in vitro without loss of function.* Journal of Experimental Medicine, 2001. **193**(11): p. 1295-1301.
81. P.Hoffmann, R.E., L.A.Kunz-Schughart et al., *Large-scale in vitro expansion of polyclonal human CD4+CD25^{high} regulatory T cells.* Blood, 2004. **104**(3): p. 895-903.
82. K.E.Earle, Q.T., X.Zhou et al., *In vitro expand human CD4+CD25+ regulatory T cells suppress effector T cell proliferation.* Clin Immunol, 2005. **115**: p. 3-9.
83. W.R.Godfrey, Y.G.G., D.J.Spoden et al, *In vitro-expanded human CD4+CD25+ T regulatory cells can markedly ihibit allogeneic dendritic cell-stimulated MLR cultures.* Blood, 2004. **104**(2): p. 453.
84. M.S.Longhi, Y.M., R.R.Mitry et al., *Effect of CD4+CD25+ regulatory T cells on CD8 T cell function in patients with autoimmune hepatitis.* Journal of Autoimmunity, 2005. **25**: p. 63-71.
85. N.O.S.Camara, F.S., R.I.Lechler, *Human CD4+CD25+ regulatory cells have marked and sustained effects on CD8+ T cell activation.* European Journal of Immunology, 2003. **33**: p. 3473-3483.
86. K.J.Wood, B.S., *Interferon gamma: a crucial role in the function of induced regulatory T cells in vivo.* Trends Immunol., 2006. **27**(4).

Literatur

87. C.A.Akdis, K.B., *Mechanisms of interleukin-10-mediated immune suppression.* Immunology, 2001. **103**: p. 131-136.
88. B.Häringer, L.L., B.Steckel et al., *Identification and characterization of IL-10/IFN-g-producing effector-like T cells with regulatory function in human blood.* Journal of Experimental Medicine, 2009.
89. S.Jiang, N.C., G.Lombardi, R.I.Lechler, *Induction of allopeptide-specific human CD4+CD25+ regulatory T cells ex vivo.* Blood, 2003. **12**(6): p. 2180-2186.
90. T. N. Golovina, T.M., M. M. Suhoski et al., *CD28 costimulation is essential for human T regulatory expansion and function.* Journal of Immunology, 2008. **181**(4).
91. G.Wieczorek, A.A., F.Model et al., *Quantitative DNA methylation analysis of Foxp3 as a new methode for counting regulatory T cells in peripheral blood and solid tissue.* Cancer Research, 2009. **69**(2).
92. J.K.Polansky, K.K., J.Freyer et al., *DNA methylation controls Foxp3 gene expression.* European Journal of Immunology, 2008. **38**.
93. S.Floess, J.F., C.siewert et al., *Epigenetic control of the foxp3 locus in regulatory T cells.* PLoS Biology, 2007. **5**(2): p. 169.
94. P.Hoffmann, T.J.B., R.Eder et al., *Loss of Foxp3 expression in natural human CD4+CD25+regulatory T cells upon repetitive in vitro stimulation.* European Journal of Immunology, 2009. **39**: p. 1088-1097.
95. P.Monti, M.S., P.Maffi et al., *Rapamycin monotherapy in patients with type 1 diabetes modifies CD4+CD25+Foxp3+ regulatory T cells.* Diabetes, 2008. **57**: p. 2341.
96. L.Strauss, M.C., M.Szajnik et al., *Differential responses of human regulatory T cells (Treg) and effector T cells to Rapamycin.* Plos One, 2009. **4**(6): p. e5994.
97. D.-G.Lim, I.-Y.J., Y.-H.Park, et al., *Effect of immunosuppressants on the expansion and function of naturally occurring regulatory T cells.* Transplant Immunology, 2007. **18**: p. 94-100.
98. C.A.Keever-Taylor, M.B.B., B.D.Johnson et al., *Rapamycin enriches for CD4+CD25+CD27+Foxp3+ regulatory T cells in ex vivo-expanded CD25-enriched products from healthy donors and patients with multiple sclerosis.* Cytotherapy, 2007. **9**(2): p. 144-157.

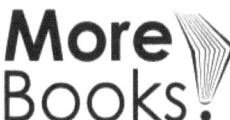
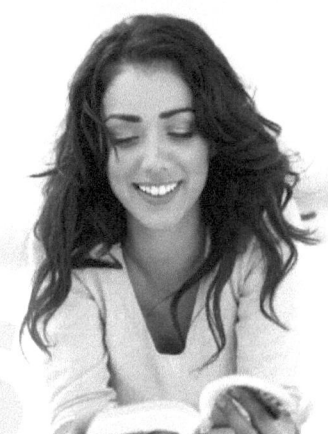

I want morebooks!

Buy your books fast and straightforward online - at one of world's fastest growing online book stores! Environmentally sound due to Print-on-Demand technologies.

Buy your books online at
www.morebooks.shop

Kaufen Sie Ihre Bücher schnell und unkompliziert online – auf einer der am schnellsten wachsenden Buchhandelsplattformen weltweit! Dank Print-On-Demand umwelt- und ressourcenschonend produziert.

Bücher schneller online kaufen
www.morebooks.shop

KS OmniScriptum Publishing
Brivibas gatve 197
LV-1039 Riga, Latvia
Telefax: +371 686 204 55

info@omniscriptum.com
www.omniscriptum.com

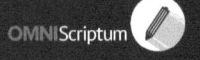

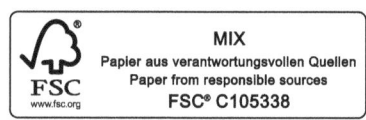

Printed by Books on Demand GmbH, Norderstedt / Germany